Venetia

Ein Vivarium der Malerei

Herbert Maurer

Venetia

Ein Vivarium der Malerei

24 exotische Erzählungen

GATZA
bei Eichborn

Die Deutsche Bibliothek – CIP-Einheitsaufnahme

Maurer, Herbert:
Venetia : ein Vivarium der Malerei ; 24 exotische Erzählungen /
Herbert Maurer. – Frankfurt am Main : Eichborn, 1997
ISBN 3-8218-0651-6

Lektorat: Mathias Gatza
Umschlaggestaltung: Christina Hucke unter Verwendung eines Gemäldes
von Vittore Carpaccio »Der Patriarch von Grado heilt einen Besessenen«, 1494
(Fotonachweis: Archiv für Kunst und Geschichte, Berlin)
Innengestaltung: Carmen Linse
Satz: Fuldaer Verlagsanstalt GmbH, Fulda
Druck und Bindung: Legoprint, Trento
ISBN 3-8218-0651-6

Verlagsverzeichnis schickt gern:
Eichborn Verlag, Kaiserstr. 66, D-60329 Frankfurt
http://www.eichborn.de

Inhalt

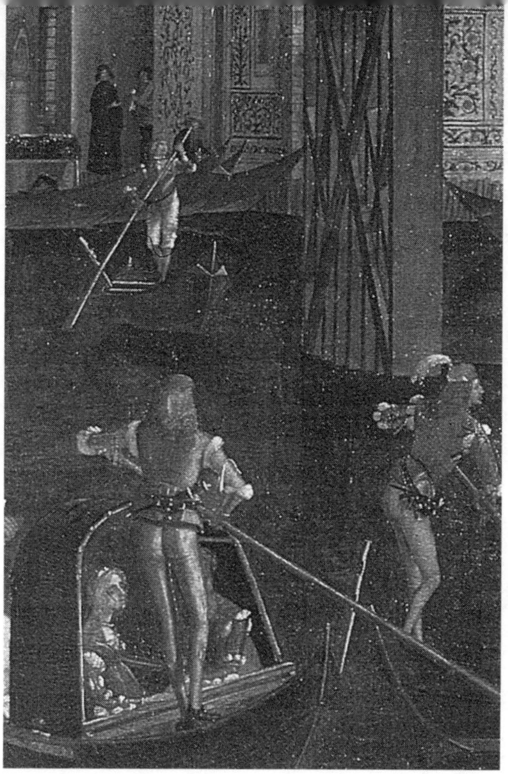

Paolo Veronese

als Paolo Caliari 1528
in Verona geboren
Schüler von Caroto, Badile
und/oder di Re
seit 1553 in Venedig
1560-61 ausgedehnte Reisen,
längere Aufenthalte in Santiago
de Compostella und Udine
(→ Andrea del Udine)
gestorben 1588 in Venedig

Nur wenige haben es gewagt, mit Veronese essen zu gehen. Nicht nur seine Leidenschaft für Saucen und Aufstriche war berüchtigt. Kardinalsrot mußte gedeckt sein, damit der Maler seine Tischgenossen auf der Tafel drapieren konnte. Die Augen und Ohren der leichtgeschürzten Gäste verschloß er gleich zu Beginn jedes Essens sorgsam mit einem Gemisch aus Sardellencreme und Honig, zubereitet nach einem Rezept aus der pellestrinischen Kolonie, wohl der schärfsten Creme, die in der venezianischen Küche zu haben war. Schweißtriefend und statuengleich lag der Gast mit verbogenen Gliedmaßen zwischen den Weintrauben oder auf Essig gebettet; im Innern die heftigsten Kontraktionen, an der Hautoberfläche das klassische ungerührte Weiß oder Blaßblau der Antike, seltener ein attisches Senfocker.

»Andere sollen grundieren und grundieren und lackieren, spachteln und färbeln auf ihren leblosen Leinwänden. Ich male auf Haut. Veronese bemalt den Bauch seiner Gäste«, war einmal rund um den Nabel einer jungen Köchin in Veroneses Handschrift mit feinster Kaviartinte geschrieben worden. Auch sie war der Einladung des Meisters ahnungslos gefolgt. Ihr drapiertes Saucenkleidchen mit den handgestickten Kräuterblättern erregte das Mißfallen des Meisters, so daß es, wie die meisten Kleidungsstücke, bereits beim Aperitiv abgelegt werden mußte. »Wenn, dann möge man doch Malerleinwand zum Souper tragen«, soll Veronese in die noch unverschlossenen Ohren mancher Gäste geflüstert haben, »oder Chinapapier zum Mitternachtskuchen, aber niemals Damast, Nylon oder Dralon«. Das Mißtrauen des Meisters gegenüber dem Gemäldegewebe war groß, die eigentliche Strickerei, das wirkliche Textil befinde sich unter der Haut, je tiefer, desto besser, heißt es in den »Malerischen Regeln des Deckens, Aufdeckens und Zudeckens, einer Etikette-Meisterei für höhere Modelle«.

Dann, nach der Saucenapplikation, begannen Veroneses Gehilfen mit dem Drapieren: Gliedmaßen wurden zurechtgerückt, Sehnen gestreckt, angeschwollene Organe durch Schnürungen in die gewünschte Form gebracht. Der Maler legte Wert darauf, die Haut an bestimmten Stellen der Gästekörper so angespannt vor sich zu haben, daß die kleinste unsachgemäße Linienführung zu einem Platzen derselben geführt hätte, dann wäre die Komposition für seine Malerei auch zugerichtet. »Zart und fest wie Amselpergament«, rief der Maler vor dem ersten Farbauftrag gerne aus, während er die Gästehaut, seine Veroneserleinwand eingehend inspizierte. Hinter den herkömmlichen, den gespannten »Fetzen und Tüchern« seiner Kollegenschaft sei nichts als Luft, unerträgliche Atemluft oder gar Mauerwerk oder Leim. Hinter Veronesergemälden schlügen hingegen die Herzen wie wild, der Flügelschlag der Lungen erzeugt ein leises Vibrieren, Männer- oder Frauengeruch dringt durch die Lasuren, hörte man vielerorts von Bewunderern veronesischer Malweise. Die Contessa Giannini hatte einst Ihren Liebhaber als Gast des Meisters einführen lassen und konnte dann stundenlang vor dem bemalten Oberschenkel ihres Galans verweilen. Während er mit Röhrchen durch den Sardellenmund sorgfältig ernährt wurde – den Starrkrampf hatte er in den Monaten der Schaustellung längst überwunden – genoß die Contessa das geliebte Aroma, das sie durch das veronesische Seeschlachtengemälde auf den Schenkeln des Liebsten und aus dem Gewitterporträt auf seinem Rücken unablässig anwehte, aus dieser Haut- und Haarlandschaft von der Hand des Meisters, voll des schönsten Meereslärms.

Unvergeßlich bleibt auch die Enkeltochter der Stradas, auf deren Bauch das erste wachsende Gemälde appliziert wurde. Ein kleiner Urwald, von den ausgefallensten Tieren bevölkert, war auf dem Genrebild zu sehen, wobei jedes Tierchen – wie aus nächster Nähe zu beobachten war – auf der Haut des wachsenden Enkelinnenbauches mitwuchs, gleichsam erwachsen wurde, um sich dann bei einer in vollkommener

Starrheit der jungen Dame herbeigeführten Schwangerschaft aufzulösen. Das Mädchen soll noch im Kindbett von Paradiesvögeln und sogar afrikanischen Affenbrotbäumen geschwärmt haben, und sie hatte nun keine Angst vor Schlangen oder giftigen Insekten, die von Schwangeren sonst sehr verabscheut werden.

Wer einmal auf dem kardinalsroten Tischtuch drapiert war, blieb das bis an sein Lebensende, oft darüberhinaus, wenn begüterte Liebhaber veronesischer Kunst eine Präparierung veranlassen wollten. Einige Privatsammlungen sind mit den in Salmiakdampf konservierten Tischgenossen des Meisters Veronese gut bestückt. Seine Gemälde im traditionellen Stil verblaßten in den Augen der Kunstliebhaber bald zu blutleeren Vorstudien der einzigen echten Veroneserkunst, die dort auf den Gästeleibern heranreifte. Beim Anblick besonders appetitlicher Hautpartien, im Salmiak- und Sardinengeruch, griff der Meister mit bloßen Händen in die angerichteten Saucen, kaute seltene Kräuter und setzte dann erst mit dem Dachspinsel jene malerischen Akzente, die feinen Blätterkonturen und den unnachahmlichen Augenschnitt, für den das Veronesische heute berühmt ist.

Die entsprechenden Saucen waren so angerichtet, daß die Grenzen zwischen der kulinarischen und der malerischen Chemie verschwimmen mußten. Kräuterpigmente in feinstem, fast ungenießbarem äthiopischen Öl gerieten dann für den Meister zu einer zwiefältigen Sensation: Lust für den Gaumen nebst Entflammung des Magens, während sich auf den zur Bemalung dargereichten Gästen bei jedem Farbton neue Verbrennungsreize abzeichneten. Muschelextrakte wurden vornehmlich für luftiges Blau herangezogen, die Wellen mit süßsaurem Forellenschaum gekrönt und die Wolken mit dem Hirnweiß der besten Singvögel luftig aufgetragen. Für das üppige Grün sorgten Pistazien aus toskanischer Züchtung, Hasengalle sollte den Glanz erhöhen und es schimmert und fluoresziert bis heute an den Stellen, die mit dem kostbaren Extrakt bestrichen sind. Sein mattes Orangerot, das viele Gemälde auszeichnet, gewann der Veroneser nicht aus dem Extrakt der Salamanderherzen, welches Michelangelo zum Kolorieren seines Fegefeuers gebrauchte, sondern aus einer Granatapfel-Ligustermischung, versetzt mit Pfeffer, die heute manchmal in Georgien auf Partybroten zu finden ist.

Viele der drapierten Gäste hätten schreien mögen, doch war die Sardellencreme schon tief in den Schlund hinabgeronnen. Und obwohl die Gefahr der Veronesischen Malerei, die chemischen Saucen und die schmerzhaften Applikationen der Motive gerade den geladenen Festgästen unerwartete Schmerzen zufügten – kaum einer der Drapierten hätte es gewagt, den Kardinalstisch eigenmächtig zu verlassen. Umwölkt von Kräutergerüchen und übermannt vom Charme des Veronesers, aber auch verwirrt von der Knebelung, verstummt und ertaubt, ließen sich alle ihre Haut für den Meister spannen und verharrten in ihrer Haltung.

Die Landschaften des unnachahmlichen Paolo, seine Heiligengestalten oder auch Porträtszenen auf der bloßen Haut zu verspüren, sozusagen auf der Hinterseite der Bilder zu leben, war keine geringe Verführung. Wahrscheinlich hat die Körperwärme den aufgetragenen Farben noch zusätzliche Reize vermittelt, eine transpirative Frische, die erst beim Tod der Bemalten gewichen und von allen nachgeborenen Betrachtern, die bestenfalls Präparate vor sich haben können, kaum noch zu erahnen ist. Je heftiger die Landschaft sich regte, je höher sich die Wellen aufwarfen oder das Blut aus den Heiligenhälsen rann, desto größer war die innere Regung des Bemalten, der selbst des Gemäldes nie ansichtig wurde. Desto ungestümer waren die Muskelabenteuer im Inneren – bis hin zur letzten Kontraktion vor dem Eintritt des Todes.

Unter den vielen war allein die Köchin bei ihrer Bauchinschrift dem Zauber der Saucentechnik entgangen. Sie hatte während der Beschriftung ihren Mut bewahrt und war dem Meister, als er, selbst von seinen malerischen Delikatessen benebelt, kurz eingenickt war, vom Kardinalstisch gesprungen. Ihr mit Kaviartinte beschrifteter Bauch, oder genauer die unvollendete Peripherie des Nabels, wurde von den Anverwandten ehrfurchtsvoll aufbewahrt und ist bis heute vorhanden: Es handelt sich um das einzige Autograph, das von Paolo Veronese erhalten geblieben ist.

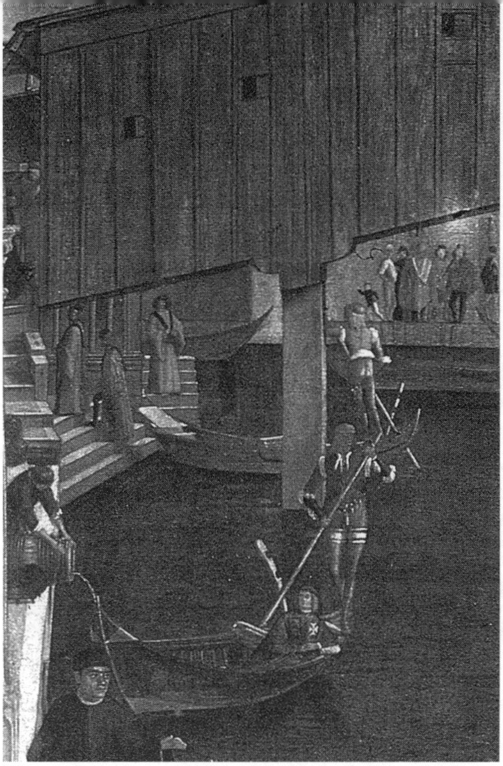

Jacopo Tintoretto

als Jacopo Robusti 1518
in Venedig geboren
Schüler bei Tizian, de'Pitati, Fontinella,
Schiavone, Bordone, Castagnio,
Delio etc.
Arbeiten vor allem für die Scuola San
Rocco und für milanesische Patrizier
gestorben 1594 an Stickfluß in Venedig

Tintoretto hat sich stets ungewohnt leise verhalten. Der Staub setzte ihm zu. Er war bei strömendem Regen geboren und später mit seiner Familie jedem größeren Regen nachgereist. In den Pisanischen Wolkenbrüchen verbrachten die Tintorettos, eine weitverzweigte Sippe mit langen dunkelvioletten Kostümen, ganze Sommer im Regen. Pisa, die Sommerfrische, war eine sichere Zuflucht, in Pisa herrscht ja bis heute ein atmosphärischer Unterdruck. Die Bewohner der Stadt begannen damals stets vor ihren dampfenden Kaminen – oft als »Wasseröfen« verspottet – zu verzweifeln, während die Tintorettos lachend durch die Straßen wateten. Die wasserdurchtränkten Familienkleider drohten die schwächsten Tintoretto-Kinder oft zu ersticken, doch die Erwachsenen hasteten unaufhaltsam schon den nächsten Regenwolken entgegen.

Bei trockenem Wetter konnte ein echter Tintoretto nur schwer Atem schöpfen, in der Sonne erstarb ihm die Singstimme, Säuglinge konnten vertrocknen, den Bräuten fielen die Haare aus – ob blond, ob braun –, und junge Männer klagten über Staub in den Hoden.

Jacopo, der Maler, war der erste, der sich ins tiefere Landesinnere begab, bis in die »Wüstenstadt« Mailand, die Metropole der Puder und Pigmente. Er, der Wassersäugling, in einer Stadt, die jeden möglichen Regen erbittert bekämpfte, wo die Stadtverwaltung nach dem kleinsten Schauer regenfeuchte Straßen mit eigens konstruierten Regenerhitzern auftrocknen ließ. Er, in seiner naßvioletten schweren Familienkluft, mitten unter durchsichtig gekleideten Mailändern, die in fröhlichen Sprüngen – meist singend – die Straßen mit unbestechlicher Eleganz überquerten. Für Jacopo, den angehenden Malereischüler, war es unvorstellbar, in jener Stadt leben zu sollen. Höchstens an der Schwelle zu Ateliers, in denen Wasser, aber eben nur eigens importiertes Nil- oder Gangeswasser, zum Anrühren der Farben verwendet wurde, wehte ihn ein wenig Frische an.

Dort stand er, Tintoretto, der jugendliche Träumer, dem Flußlandschaften und gewagte Wolkenkonstruktionen viel eher im Sinn standen als der Mailänder Trockenhimmel und jene Pudergesichter, mit denen all die heiligen Genrebilder so gerne bevölkert wurden. Wohl deshalb flüsterte er noch als greiser Tourist im staubigen Wien immer nur ein leises »Milano, Milanissimo« vor sich hin, bevor er dann in der Lobau wieder notdürftig zu Atem gebracht wurde. Im Kunsthistorischen Museum zitterten ihm die Gliedmaßen, so unerträglich war ihm schon das Aroma der Zimmer. »Sind wir hier in einem Gewürzkrämerladen oder in einer Gemäldegalerie«, fragte er mit trockener Kehle. »Wenn sie mich schon aufhängen wollen, dann höchstens in einer Fischhandlung. Hier riecht es nach Kümmel statt nach Seetang, nach Rosmarin statt nach Seeanemonen, nach Strudel statt nach Mutterkuchen.« Unverzüglich kehrte der Meister in seinem rollenden Bad nach Venedig zurück und soll dort nur noch abfällig über die Walzerstadt geurteilt haben. »Taubenscheiße ist wohl das Feuchteste, was diese Stadt noch zu bieten hat, ähnlich wie Mailand.« In Venedig hingegen war er damals nach der ersten Mailänder Lehrzeit aufgeblüht. Seine Regenmaschinen hatte er zurücklassen können, den Wasserhelm konnte er bedenkenlos ablegen und selbst die Sumpfmaske für die grellsten Sommertage war in der Lagunenstadt entbehrlich geworden. Beinahe haarlos und dünnhäutig wie ein chinesischer Flugdrachen hatte er im Gegensatz dazu in Mailand, unter den Pulver- und Pigment-Meistern, den Puderkünstlern in ihrer Hochblüte, seine Lehre absolviert und seine Liebe zu den Lasuren vervollkommnet, stets die Gefahr des Austrocknens vor Augen.

»Sie staubten unerträglich und husteten trotzdem nicht: Diese geheimnisumwitterten Mailänder, die nur halb so elegant hüpfen, wie man von Venedig aus gerne annimmt«, spottete er nicht selten. »Schon in den frühen Morgenstunden flogen einem die giftigsten Pigmentpartikel mitten ins Gesicht und im Halbschlaf durch die Nase in die Lunge, ja in den Magen. Ich verging vor Husten, mir zerriß es die Eingeweide, ich hatte Blut in den Augen, während sich mein Wasserbereiter – ein Mailänder – mit heiterem Lächeln eine Prise Ultramarinpulver auf der Zunge zergehen ließ. Vielleicht die Wasserlungen. Doch Ultramarin ist zu kostbar, um es ständig einzunehmen. Es sind die Lungen, unsere einstigen Flugorgane, schon bedenklich von der Wassersucht gelähmt.«

Vor allem im pisanischen Schwemmland und vornehmlich in der Tintoretto-Sippe waren die Lungen kalkhaltig und von geringer Feuchte, konnten also etwaige Pigmentpartikel kaum auflösen, ganz im Gegensatz zu den zentralmilanesischen Lungenmodellen, die, wasserhaltig und mit einem Hauch von Fettglanz, größere Pigmentkörner zu absorbieren imstande waren. Mailänder Lungen – man sieht es am Farbenspiel des milanesischen Katzenbeuschels besonders deutlich – nehmen daher gerne fremdartige Schattierungen an, manchmal ins Hellblaue gehend mit gelbem Muster; ockerfarben mit silbernen Ornamenten können Katzenlungen zuzeiten in den Auslagen vorkommen. Tintoretto hatte sich der Welt der saftigen Lungen noch rechtzeitig entzogen, denn die Pigmentinhalation wurde bald zum gesellschaftlichen Muß, diesem Zwang zur »innerlichsten Verfärbung« wäre er kaum gewachsen gewesen. Im Gegensatz zur persischen Gesichtsmalerei betrieben die Mailänderinnen daraufhin mittels Inhalation eine Malerei des Innenkopfes, die Farbschichten wurden also vor allem in den Stirnhöhlen oder im Hinterohr aufgetragen, auch das Zwerchfell konnte bei guter Atemtechnik mit Pigmenten bestäubt werden. Von außen blaß und elegant geschürzt, innerlich saftig bunt in den gewagtesten Mustern, so sind Mailänder bis heute, im Gegensatz zu den Venezianern, die immer noch ihre handgewirkten Tintoretto-Pullover in Ehren halten.

Das Atelier des jugendlichen Regenmalers Jacopo wurde vorerst an einem Kanal nahe der Wasseroberfläche eingerichtet, der Künstler konnte sein Zimmer nur schwimmend erreichen und mußte jeweils nach dem Eintreten der herbstlichen Hochwässer bis zu den Knien im Lagunenwasser waten. Außerdem waren die Regenrinnen der Nachbarschaft sorgsam in sein Gemach umgeleitet worden. Über ein ausgeklügeltes Rohrsystem, das einem eigens konstruierten Regenwasserspeicher unmittelbar angeschlossen war, konnten verschiedene Regenvarianten, vom Landregen bis zur gewitterträchtigen Sturmflut simuliert werden, auch ein durch Temperatur und sogenannte Preßwinde besonders ausgezeichneter »Geburtsregen«, wie er in der Familie Tintoretto besonders gern genossen wurde. In den vier Windrichtungen waren auch Hagelmaschinen eingerichtet, die nur an besonderen Feiertagen Verwendung finden durften, ähnlich den Schneeschleusen und den Nebelkondensatoren.

Während der Überschwemmung des Jahres 1573 entstanden dort die ersten großflächigen bildlichen Darstellungen in Öl und Eitempera, so der »Taucher von Siena« oder die »Einäscherung der Meerjungfrau«, auf Matrosenleinwand gemalt und mit Waltran-Grundierung haltbar gemacht. Jacopos Werk erregte bald Aufmerksamkeit, erst bei Großfischern, dann bei der Admiralität und schließlich beim Dogen höchstselbst, der als ausgezeichneter Regattasegler und Sturmruderer bekannt war (sein Porträt, mit nacktem Oberkörper, nur mit der goldenen schiefsitzenden phrygischen Mütze, ist leider verschollen). Jacopo durfte bald eine Reihe von Auftragsarbeiten übernehmen, Gemäldezyklen, von denen der »Kreuzweg der venezianischen Perlenfischer« wohl als der bedeutendste gelten kann. In zwölf aneinandergereihten Kavernen, unter Wasser, ist die Erschaffung der Welt mit dem Leiden des »Weltentauchers« Christus verwoben. Das Schweißtuch der Veronika ist zugleich ein Regattasegel, aber auch ein Dogenlungenflügel in Gestalt des ersten Flügels des ersten Vogels der Schöpfung ist zu erkennen. Der erste Fall unter dem Kreuz entspricht der ersten Atemnot, dem ersten Fall des Blutdrucks oder dem Fall der ersten reifen Frucht von einem Paradiesesbaum. Die Kreuzigung, ein Meisterwerk in rotgoldenem Lebertran, ist mit jener Bewußtlosigkeit der Perlentaucher verwoben, die traditionsgemäß unmittelbar vor dem Anfassen einer Auster das Taucherhirn befällt (»Von der Schönheit des Bewußtlosen« heißt ein Standardwerk der venezianischen Taucherinnung), denn – je tiefer die Bewußtlosigkeit, desto größer die Perle, desto besser das Italienisch der Taucher, desto farbiger der Kreuzigungshimmel und desto süßer die Paradeisfrucht in der Gartenlaube.

Zu Tintorettos Geburtstag werden die Kavernen seither feierlich überflutet, und eine Taucherprozession schwimmt andachtsvoll an den Gemälden vorbei, die Leuchtkraft um ein Vielfaches steigernd. »Mit den Augen von Korallenfischen« (ein venezianischer Edelmann und Segelfreund) betrachten die weinenden Heiligen ihren Betrachter dann aus dem Unterwasserhimmel und die Farben glänzen wie nach einem pisanischen Sommerregen, dem Lieblingsregen des Jacopo Tintoretto. Die Wiener Versuche, auch den Tintoretto-Saal im Kunsthistorischen Museum endlich zu überfluten – wenigstens einmal im Jahr –, sind bisher an der Stadtverwaltung genauso gescheitert wie der Plan, Beregnungsmaschinen einzubauen oder den Bilderschatz des Jacopo Tintoretto in der Alten Donau zu versenken – dort ist das Wasser zu trübe.

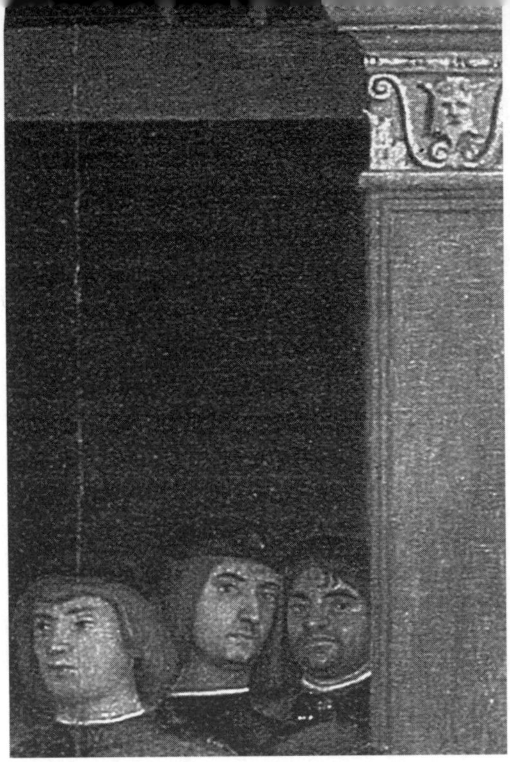

Andrea Mantegna

geboren 1390 in Dalmatien
Studium der Astronomie in Padua
1410 bis 1429
Schüler Giottos
gestorben 1480 in Venedig
(→ Gentile/Giovanni Bellini)

Das »Bildnis der beiden Knaben« war dem altersschwachen Mantegna mißlungen. Dennoch bestritt der Malergreis sein eigenes Scheitern an den Perspektiven und gab den Abmessungen der Kinderkrücken, ihrer Farbe und ihrer Herkunft aus dem Neusiedlerseegebiet die alleinige Schuld an der schmerzhaften Verzerrung der Horizontale. Bei diesem Anblick verformen sich auch heute noch die Gesichter der Museumsbesucher. Gesichtsmuskelstörungen nach Betrachtung dieses Mantegna-Bildes gehören zu den typischen »Museumsaffekten«, die in der National Gallery of Arts – dem Verwahrungsort für nicht wenige Spätwerke Mantegnas – immer wieder behandelt werden müssen. Bei jungen Menschen, vor allem bei Mädchen mit kleinen Nasen, ergeben sich Muskelkontraktionen zwischen den Augenbrauen, die sich bei längerer Betrachtung dieses Mantegna-Bildes leicht bis in die Beckengegend fortpflanzen können. Je stärker die Nasenwurzel ausgebildet ist, je mächtiger sich das Riechorgan aus dem Gesicht wölbt, desto unempfindlicher ist das jeweilige Fräulein gegen den konvulsivischen Betrachterschmerz, der bei kurznasigen älteren Damen sogar zu bleibenden Bewegungsstörungen führen kann.

Gentile und Giovanni Bellini, die beiden von Mantegna schief-horizontal konterfeiten Knaben auf Krücken, waren die beiden »Augäpfel« des Meisters, Gentile der rechte und Giovanni der linke.

Je vergreister der Porträtist sich aber gebärdete, desto empfindlicher reagierte er auf jede falsche Anordnung in seinem Gesichtsfeld: ob senkrecht oder waagrecht, in allen Richtungen war ihm das Kinderverirren und Augenverwirren ein Greuel. »Ist es mein rechtes Auge, das in die Landschaft hineinsieht und sich selbst im Ensemble zwischen den Bäumen und Menschen wiedererkennt, oder ist es hinwiederum mein eigenes Auge namens Gentile, das mich oder sich selbst aus der Landschaft heraus betrachtet, während Giovanni, das linke Auge, das rechte Auge beim Betrachten von sich selbst oder beim Betrachten seines Ausgangspunktes in meinem Kopf beobachtet?« murmelte er oft vor sich hin.

Eine breite oder wenigstens hochragende Nasenwurzel galt den treuen Mantegnaschülern damals als eine Art Schutzdamm, um eine Augenvertauschung oder auch ein Zusammenfließen der linken und der rechten Augenflüssigkeit zu vermeiden, was auch ein Zusammenrinnen von Gentile und Giovanni mitten in der Landschaft oder im Kopf des Mantegna bedeutet hätte. Wer anatomisch nachteilig gestaltet war, also mit flacher Nasenwurzel oder allzu geringem Abstand zwischen den beiden Augen (im Kopf oder in der Landschaft: Wer mochte es guten Gewissens als Spielkamerad der beiden Knaben einerseits und Augenzeuge ihrer perspektivischen Kunst andererseits wahrhaftig zu beurteilen?), ließ sich meist eine Platte aus Glimmerschiefer an den Kopf binden, als Trennwand zwischen den Augen, um das »Scheuen« der Perspektive hintanzuhalten. Denn so wie ein Pferd oder ein anderes schlecht gezügeltes Tier könnte schließlich auch die Perspektive »durchgehen«, ausreißen oder sich schlechthin in der Landschaft verirren und dadurch mindestens den Horizont verbiegen. Und wenn sich Giovanni und Gentile auch zum Verwechseln ähnlich sahen, es gab nicht selten Streit zwischen den beiden, dissonante Kinderliederkämpfe, die Mantegna, der seine Landschaft unablässig bewachte, unerträgliche Kopfschmerzen verursachten. Denn die Lieder, wenn auch unsichtbar (aber hörbar), wurden von dem sichtbaren Gentile dem ebenso sichtbaren und sichtbar leidenden Giovanni in das (unsichtbar) schmerzende Ohr gebrüllt und umgekehrt – oder es stahl der eine dem andern den Text aus dem Mund und umgekehrt, während sie einander dazu anhielten, mit vollen Ohren zu schweigen, ohne daß einer dem andern in die Augen schauen wollte.

Verliefen sich die beiden hingegen stumm in der Landschaft, begann sich der Horizont nach den bekannten perspektivischen Gesetzen zu verschieben. Die Tiefenwirkung ließ nach, und nicht selten mußte Mantegna durch eine verflachte Landschaft hindurchstolpern, um dahinter zweier querverlaufener Kinder gewahr zu werden, die seinen eigenen Kopf im selben Augenblick durchkreuzten. Der Himmel erschien dem greisen Mantegna dann nicht selten ebenso flach wie die altbewährte Seehundleinwand auf seinem Staffeleigerüst, eine animalische Bildbespannung, die im winterlichen Italien seinerzeit noch gebräuchlich war. Oder es glänzte das Wetter der Malerei gleich einer gewendeten Schieferplatte.

Bei dem genannnten Doppelkinderporträt, das ja letztlich eine Art Doppelaugenporträt darstellte, wobei die Augen des Malers sich spiegelverkehrt und unter anderen Namen sozusagen selbst abbilden wollten, ob singend oder nicht singend, war Mantegna nun sowohl in seinem eigenen Kopf als auch mitten unter den spielenden Kindern, diesen frechen Buben, die dem Alten die Ruhe seiner langgehegten Perspektivkunst raubten. Die Kinderkrücken blieben dann mit ihren gewagten Signalfarben als letzte Spielhindernisse oder lächerliche Wegmarken mitten in der schrägen Landschaft stecken und sorgen in der National Gallery of Arts bis heute für Verwirrung. Während aber Mantegna seine Augen bald für immer schloß, war den beiden Brüdern noch langes Leben beschieden. Das rechte und das linke Auge Mantegnas, Gentile und Giovanni Bellini, übten sich beide in den Schlachtenmalereien der blühenden Venedigerstadt. Sie sollten, in zwei untereinander verfeindeten Malschulen der Serenissima, die ersten mehrperspektivischen Gemälde gestalten, bis hin zur ersten kugelförmigen Malerei, die an der Innenhaut einer wohlbemessenen Leinwandkugel aufgetragen war. Der Auftraggeber wurde in das Gebilde eingenäht, um – im Mittelpunkt der Leinwandkugel, wie in der Mitte seines eigenen Auges – nur ohne die herkömmliche optische Öffnung – in vollkommener Finsternis das Schlachtenbild zu betrachten.

Dieses »Mantegna-Auge« gehörte zu den vollkommensten Blüten der venezianischen Malerei. Anstatt sich in die Kugellandschaft einnähen zu lassen, bevorzugt man bis heute die flache Perspektive Mantegnas und versinkt zwischen den beiden Maleraugäpfeln, Gentile und Giovanni, anstatt in der Finsternis venezianisch-kugelförmiger Schlachtenperspektiven zur Ruhe zu kommen. Die Betrachter wären in der vollkommen entwickelten venezianischen Zwillingsfinsternis vor der Verzerrung ihres Gesichtes und vor gefährlichen Muskelschmerzen wohl besser aufgehoben und darin auch vor einer möglichen Sehnervenzerrüttung gefeit.

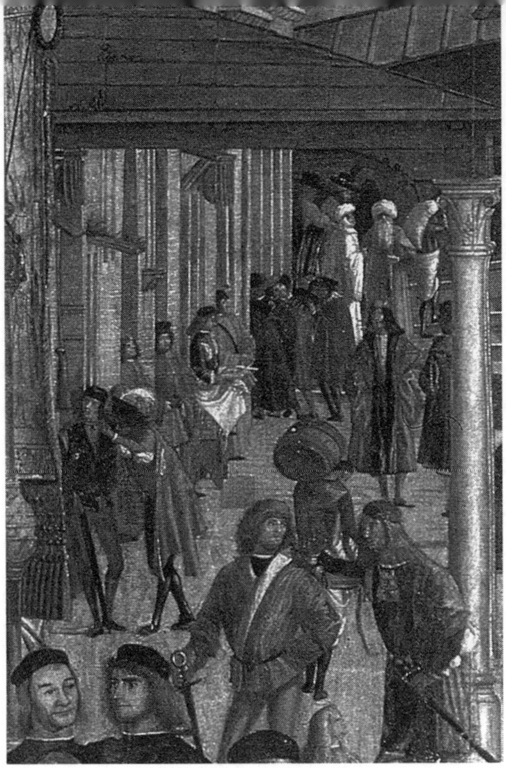

Giovanni Bellini

Sohn des Jacopo Bellini
Bruder des Gentile
geboren 1430 in Venedig
»Pittore della Serenissima«
Lehrer von Tizian, Giorgione,
Paolo dal Vecchio
gestorben ebendort 1516

Giovanni Bellinis Kindheit war reich an Entbehrungen. Lange Zeit durchstreifte er mit seinem Bruder Gentile die toskanischen Steppen, um dem greisen Mantegna in seinen perspektivischen Schwächen Linderung zu verschaffen. Vordergründig oder hintergründig, ständig in Porträtstellung vor dem Malerantlitz, war an eine unbeschwerte geschwisterliche Kindheit nicht zu denken. Erst nachdem die beiden ihren Namenstausch vollzogen hatten, der für den greisen Meistermaler tödlich gewesen war, aber die beiden endlich ihrer doppelgesichtigen Sichtbarkeit entbunden hatte, unternahm Giovanni die ersten selbständigen Schritte in der Malerei. Anfangs versuchte sein Bruder ihn, den schwächeren, den ursprünglichen Gentile, der sich nun Giovanni nennen durfte, in eine den Dogen damals besonders willkommene Prozessions- und Schlachtenmalerei hineinzuziehen. Wochenlang konnten die alten Herren dem Entstehen eines Bildes beiwohnen. Das Malen selbst, die Komposition, das Gruppieren von Siegenden und Sterbenden war schon die in sich erfüllte Gemäldedramaturgie. An einem Tag wurde die Auslöschung der von den Hügeln her Angreifenden angeordnet, und der Maler war stundenlang mit der Tilgung von Reiterumrissen beschäftigt. Anderntags erschienen die Bogenschützen der venezianischen Truppen in ihrer Aufstellung zu schütter, es mußten weitere Schützen im Hintergrund plaziert oder so in den Vordergrund gesetzt werden, daß die lederbewehrten Rücken den Blick auf die Flußlandschaft ganz und gar verstellten. Schließlich wurde seitens des Dogen oder eines hohen Konzeptbeamten aus dessen unmittelbarem Umkreis die gänzliche Vernichtung der Feindes angeordnet, die Vertreibung aus dem Gemälde, welches ausschließlich von den Rüstungen des in der glänzenden Morgensonne reitenden Dogen und seiner Leibritter zu erstrahlen hatte, während Landschaft und Soldaten zu Silhouetten verblaßten.

Gentile war in diese perpektivischen Gemäldefluchten mit Haut und Haar hineingegangen, ein Maler im eigenen Gemälde, der sich aus dem Hintergrund, vom Gletscherbach oder der Hafenmole oder dem Tempel von Jerusalem her anschleichen konnte, um mit einigen Handbewegungen eine ganze Pilgergruppe wieder zu verwischen oder ein Reiterstandbild auf Golgota zu errichten. Aus einer Frühlingswiese mit Hirtengesang konnte im Laufe eines Nachmittags durch Gentiles malerische Kunst ein sturmgepeitschtes Meer werden, rotgefärbt vom Blut der zerfleischten Seeleute.

Auch außerhalb seiner Gemälde erschien Gentile immer öfter als Gemäldefigur, perspektivisch verzerrt oder verkeinert, fast zwergenhaft, wenn er sich untertags beim Malen für längere Zeit im Hintergrund aufgehalten hatte. Oder in Rüstung, wenn er als »Pittore« inmitten einer heranrückenden Reiterschwadron, die gerade zu colorieren war, nicht auffallen wollte.

Giovanni verfolgte die Verwandlungen seines Bruders nicht ohne Scheu. Der versuchte ihn immer wieder in seine Monumentalbilder einzuladen, auf daß er ihn mitmalend begleite und sich auch inmitten der farbenfrischen Menschenmenge – mit dem Pinsel in der Hand – tummeln könne. »Nur keine Prozessionen, kein Gemäldelärm. Alles, nur keine perspektivische Verzerrung der eigenen Gliedmaßen und vor allem keine Verkleidung in feucht-temperierten Prachtgewändern«, verwehrte sich Giovanni gegen das Ansinnen des Bruders. Menschenmengen, so frisch sie auch gemalt sein mögen, mit ihren drapierten verschwitzten Frauen – mit Kindern, die noch nicht gemalt schon während des Malens geboren und gewachsen waren, nach feuchtem Ei-Ocker rochen, oder Krieger und Polizisten mit dem Dunst von Lösungsmitteln unter ihren Kappen, all das widersprach dem Malersinn Giovannis.

Er fühlte sich, wenn überaupt, in Porträts zu Hause, in Nahaufnahmen und mikroskopischen Skizzen. In einem Gesicht, von Pflanzen rundum, von singenden oder brütenden Vögeln nicht umgeben, von säugenden Stuten unbehelligt, und vor allem von Menschenlärm nicht verstört, der Augen selbst im tiefsten Unbeteiligtsein zittern läßt: in diesem einen Gesicht war jeweils genügend Landschaft zu finden, Reiterlärm hinter den Ohren mochte vorkommen, der Schatten einer Frau im tiefsten Innenkopf, der Geschmack eines Wildfisches auf der Zunge, aber keine schnelle Bewegung, kein Hinwenden oder Abwenden des Helden, nur diese eine transpirierende Landschaft, das Porträtgesicht. Aber selbst diese physiognomischen Versuchsflächen oder Gesichtsinseln, das kleinste Stück Natur, das die venezianische Malerei traditionell einem Pittore zugestehen wollte, vor allem aber Generalsprofile oder Baronessen mit ihren melancholischen Winkelzügen um Augen und Mund, erschienen dem langsammalenden Giovanni als unendliche Weiten, kaum zu bewältigen. Einem Admiral hatte er einst das Angebot unterbreitet, nur den rechten Augenwinkel in dreißigfacher Vergrößerung zu verewigen, er kündigte auch die Verwendung seltenster Farbsubstanzen an, salzige Pigmentgemische aus den Kiemen des Heilbutts oder dem Beingelb der Seemöve, blieb aber unverstanden.

Dem Dogen Leonardo Loredan schlug Bellini während der ersten Sitzung ein physiognomisches Experiment vor, mit dem er fast gänzlich in Ungnade gefallen wäre. Den Gaumen des Dogen, das edelste Verkostungsorgan des »edelsten Verkosters des mittelmeerischen Kontinents«, schlug Giovanni zu porträtieren vor. Auch ein Vivisektionsbild der Dogenleber war im Gespräch, leichthin auf Oleander zugerichtet, mit orientalischen Gewürzkräutern in den schönsten Farben garniert, ein Innenporträt in unverwechselbarer Manier. Loredan war auf diese Ansinnen hin nur schwer zu besänftigen, wenngleich ihm das Leberporträt nähergekommen wäre als all die herkömmlichen Abbildungen seiner Heldenstirn. Das Porträt in traditioneller Manier, zu dem Giovanni gnadenhalber dann doch verpflichtet worden war, bringt in seinen strengen Zügen noch die ablehnende Haltung des Potentaten zum Ausdruck. Dennoch hatte Giovanni selbst hier einen Leberteint eingearbeitet, der heute noch die Frage des Betrachters aufwirft: Ist es eine Leber mit Augen oder doch ein Gesicht, welche Gewürze sind hinter der Stirn gelagert? Ist es vielleicht der Dunst türkischer Biere, der den Würdenträger so seltsam umwölkt?

So widersprach der bedächtige Giovanni seinem erfolgreichen Bruder mit all den gewagten Details seiner Malkunst immer mehr. Während sich der Bruder in seinem Selbstgemalten kaum noch Gehör verschaffen konnte und mit heiserer Stimme aus seinen Seeschlachten erschöpft und durchnäßt, manchmal sogar angeschossen hervorging, wurden die Anschuldigungen und Gerüchte gegenüber Giovanni, er wolle die Köpfe seiner Auftraggeber ab-, aber eigentlich zerschneiden und habe dies in einigen Fällen auch getan, immer heftiger. Als die Verfolgungen anfingen und bereits Prozesse ins Haus standen, erwies Gentile seinem leiblichen Bruder den letzten Liebesdienst und ließ ihn in seiner monumentalen »Prozession auf dem Markusplatz« unbemerkt im Schatten des Markusdoms verschwinden.

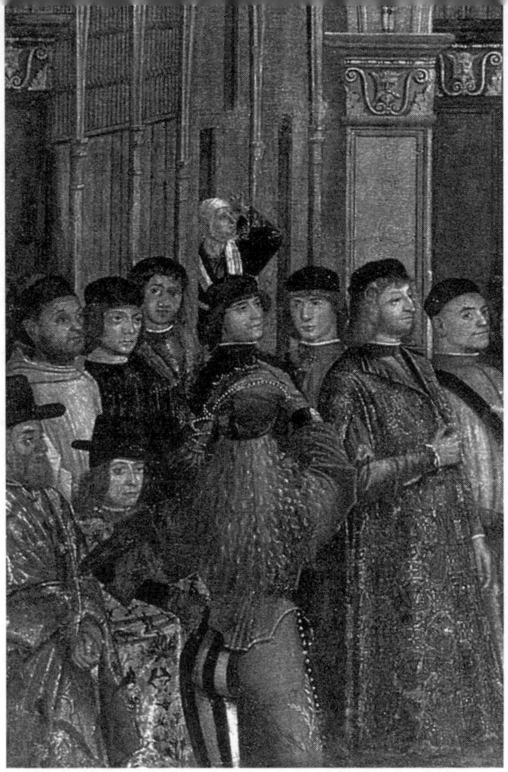

Giorgione

geboren als Giorgio del Castelfranco
1477 in Castelfranco Veneto
dann in Venedig
nicht verwandt mit Isabella d'Este
auf der Flucht vor dem kunstsinnigen
Marcantonio Michiels
gestorben 1510 – wieder in Venedig

Die »Badende Madonna«, ein Altarbild für die Hauskapelle des venezianischen Mutterordens, galt lange Zeit als verschollen. Giorgio del Castelfranco hatte sich nicht gescheut, die Gottesmutter in der Bucht von Triest darzustellen, im Sprung vom Trampolin einer Prachtbarke ins Hafenwasser, spärlich bekleidet, ohne Mieder, mit offenen Haaren. Das Jesuskind wurde der Badenden im Hintergrund von einem Matrosen ins Wasser nachgeworfen. Die Darstellung einer im Sprung begriffenen Frau, noch dazu dieser Frau, widersprach nicht nur den strengen ikonographischen Direktiven des Patriarchats sondern auch dem Geschmack der Admiralität, die den Schiffsbesatzungen jede Art von Schwimmsport schon immer streng untersagt hatte. »Wenn die Gottesmutter schwimmt, warum nicht auch ich«, könnte sich jeder beliebige Navigator beim Anblick des Gemäldes sagen und seinen Posten verlassen. Die Admiralität beantragte eine Übermalung, das Patriarchat hatte bereits die Ausforschung des Malers angeordnet.

Die Suche blieb ohne Erfolg, doch Giorgione – wie sich seither Castelfranco aus Vorsicht nannte – berichtete dem jungen Tizian, daß er sich gegen den Auftrag mit allen Mitteln gesträubt habe. Nicht er, sondern der Mutterorden hatte sich den Triestiner Trampolinsprung in den Kopf gesetzt. Die Oberin habe sogar eine Badehaube für Maria abgelehnt und sei darauf versessen gewesen, die offensichtliche Versenkung des Christkinds möglichst weit in den Vordergrund zu rücken, um den Effekt des schlanken Marienkörpers im Fluge nicht zu schmälern. Auch sein Vorschlag eines Unterwasserbildes – die Umrisse der Gottesmutter wären durch den Türkisschimmer des Adriawassers schattenhaft wahrnehmbar gewesen, der Kindskörper Jesu hätte beim unmittelbaren Aufschlag auf der Wasseroberfläche an Dramatik gewonnen – wurde abgelehnt.

Der Mutterorden selbst führte seine Ursprünge auf die Zeit der Triestiner Schwimmkurse zurück, die dort, kurz nach der Ankunft des Heiligen Petrus in Grado, vor allem für interessierte Christinnen durchgeführt wurden. Das Auferstehungstauchen war der feierliche Abschluß des jeweiligen Ausbildungsganges und fand unter reger Anteilnahme der Bevölkerung kurz nach dem letzten Schnee in der Hafenbucht statt.

Ältere Frauen und Schwimmerinnen waren schon Tage vorher mit dem Würzen des Meeres beschäftigt, ganze Schiffsladungen von Spezereien aus heidnischen Ländern wurden im Meer vor Triest versenkt, Ochsenfett und Lebertran wurde dem Gewässer beigemengt, glühendes Eisen warf man kiloweise in die Bucht, um die Wassertemperatur anzuheben und jene »Triestiner Suppe« zuzubereiten, die für das Auferstehungstauchen unumgänglich war. Die Absolventinnen, entweder junge Mütter oder Schwangere, stürzten sich dann unter den »Salve-Regina«-Rufen der Zuschauer ins lauwarme, duftende Meer und schwammen ihre Ehrenrunden zwischen den dahintreibenden Oleanderstauden, dem Kümmelstaub und frischen Minzeblättern. Eine reine Verherrlichung dieses frühen Triestiner Frauenbrauches sollte die »Badende Madonna« sein, ein Prachtbild mit der springenden Gottesmutter, die nicht nur ins Meer sondern in die Gewürzflut eines neuen Jahres mit Freuden eintaucht.

Giorgione hatte unter den verheerenden Folgen seiner Malerei bis an sein Lebensende zu leiden. Abgesehen von der ständigen Gefahr, als Urheber des umstrittenen Gemäldes entdeckt zu werden, war sein gesamtes weiteres Oeuvre von der Gewürzkunst und der geheimen Wissenschaft des Mutterordens überschattet. Durch seine »Maria mit der leuchtenden Milch«, eine Darstellung der stillenden Muttergottes, während eines Gewitters mit fluoreszierendem Milchweiß gemalt, oder durch das Andachtsbild »Schwertstreich der Judith«, auf dem das Mädchen aus dem Alten Testament in schallendem Gelächter mit dem abgehackten Haupt des Holofernes in ihrem Schoß dargestellt wird, auch durch das »Konzert im Grünen«, worin quer über einen Musenbauch von Musikerinnen Gambensaiten gespannt werden, vor allem aber durch seine monumentale »Seeschlacht bei Lepanto« (im Palazzo Grassi, später von Marinetti übermalt), die offensichtlich auf dem See Genezareth angesiedelt ist, mit dem brennenden Fischerboot des Heiligen Petrus im Zentrum der Darstellung, hatte er in der venezianischen Kunstszene mindestens Ratlosigkeit, wenn nicht offenen Protest hervorgerufen.

In seinen besten Jahren sollte er dann auch, ähnlich der »badenden Madonna«, selbst abhanden kommen, von einem Tag auf den anderen. Tizian, sein engster Vertrauter in der fruchtbaren venezianischen Periode, verzehrte sich lange Jahre in Ratlosigkeit. Nur aus Triest kam einmal, nach Jahrzehnten, die Nachricht, daß ein verwirrter Greis in der Nacht dabei beobachtet worden sei, als er große Mengen an Mehl und Eiern, vor allem aber Oleander von der Hafenmole aus ins Meer geschüttet habe. Zur Rede gestellt, antwortete er mit dem Ausruf »Ultramarin« oder flüsterte das »Salve Regina«, wobei aus seinen Gestikulationen Schwimmbewegungen abzulesen waren.

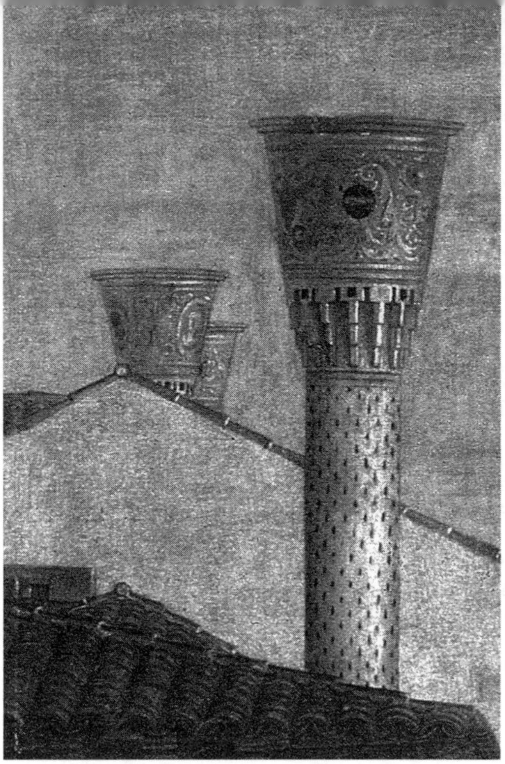

Paolo dal Vecchio

geboren 1489 in Moneglia bei Genua
in Venedig auch »Il Genovese Falso« genannt
Schüler von Ferrari und Bianchi Secondo
Medizinstudium in Gmunden und Siena
verfolgt von → Acchille Pesennio
seit 1512 in Venedig,
gestorben 1537 ebendort

In der Exaktheit seiner Konturen und Umrisse, ob mit feinstem algerischen Graphit skizziert, mit schwarzer Muscheltinte aufs Pergament gesetzt, mit Stahl in die Haut geritzt, war Paolo dal Vecchio kaum zu übertreffen. Das Sichtbare bestand für ihn aus wenigen, sparsamen Linien. Der Trennstrich, das Finstere, das Tiefschwarz der Kontur galt ihm als der »Nachtspalt« zwischen den taghellen Flächen. Weshalb die Farben auch nur lose zusammenhängen könnten, die bunten Bilder, die uns vor Augen schweben, nur als notdürftig zusammengenähtes Flickwerk erschienen. Und es für die Malerei lebensrettend wäre, sich auf die Umrisse zu beschränken.

»Nur keine Haut malen«, warnte Paolo seine Schüler: »Oberflächen sind Trugbilder«.

Seidenkleider, junge Haare, Zähne, Blätter, regennasse Straßen, kurz, alles Glänzende, war verboten – auf all dem zerrinne das Licht besonders gerne, es zerrinne wie ranzige Butter, anstatt augenblicklich in den Konturen zu verschwinden, wurde den jungen Malern von ihrem Meister eingeschärft. Seine Jugend verbrachte Paolo im Österreichischen, in der Nähe von Gmunden, wo er sich ganz und gar der Silhouettenmalerei widmete, aber auch der Tätowierkunst. Einige Serien von Steil- und Flachhorizonten füllen die ersten Mappen. Hauchdünne, kaum sichtbare tiefschwarze Linien, ein Höhepunkt der Linienkunst, bis heute unübertroffen in ihrer Exaktheit.

Auch die Tätowierungen – den gutmütigen Gmundnern vom damaligen Malerkind in die Haut geritzt – versuchten das Senkrechte im Menschen aufzuheben. Wie Haarrisse überzogen die Alpensilhouetten die Körper, unübersehbar, wenn die Seebewohner ihren Sommer nackt am Ufer verbrachten.

Unter den farbenfrohen Italienern war die Verwirrung groß, als der Gmundner – mittlerweile nannte er sich »dal Vecchio« – mit seiner hochentwickelten Konturenkunst in den Akademien auftrat und unter den Studenten, die von den widersprüchlichen Farbenlehren und Colorierungstheorien bereits übersättigt waren, großen Zulauf fand. Während die Veroneser und Venezianer in einem erbitterten Streit über das Ockergelb lagen oder der Tintoretto-Clan das Blutrot der Tizianer heftig in Frage stellte, trieb dal Vecchio den Bildern die Farben aus. Er bezeichnete sich selbst als »Weißmaler«, denn es genügten einige wenige Striche, um das unendliche Weiß des Papiers oder das Sandgrau der Leinwand vollkommen zu beherrschen, wie er zu beweisen trachtete. Und er verspottete die »Buntmaler«, »deren Köpfe ganz und gar mit ihren Grüns und Blaus zugeschüttet sind«. »Vollgefressen und aufgeschwemmt sitzen sie zwischen ihren Staffeleien: Ihre Bilder, übersatt mit Farben, glänzen allesamt wie geile und fette Buffets«: So wurde, laut dal Vecchio, die ganze Welt – weil farbig abgemalt – alles andere als sichtbar, aber dafür eßbar, gebraten, gebacken und vor allem übermäßig gewürzt, um den Fäulnisgeruch zu retuschieren.

Bei der Heiligen Martha des Tizian meinte er einen unausstehlichen Zimtgeruch wahrzunehmen, das Fleisch des Jesuskindes von Tintoretto sei offensichtlich Hühnerfleisch, und er ekelte sich bei der Vorstellung einer Verkostung. Aus der Meeresidylle des del Sarto konnte er sich die Fettaugen einfach nicht mehr wegdenken, die seiner Meinung nach auf dem Wasser des Meerbusens dahinschwammen. Durch seine Zeichnungen sollte hingegen frische Alpenluft wehen, manchmal ein Schneesturm, der dem Betrachter den Atem nehmen sollte, oder eine Brise Seeluft, die dazu angetan war, die Wangen zu röten. Paolo dal Vecchio setzte immer weniger Striche auf immer größere Flächen. Bei seinen Kuppelfresken können heute vielfach nur Kenner unterscheiden: Wo beginnt der Mauersprung, und wo hört dal Vecchios Kontur auf, oder ist der Sprung selbst schon Teil des Freskos. Vor allem anhand der Schwärze der Haarlinien läßt sich diese Unterscheidung vornehmen oder durch einen Vergleich mit den damals schon selten gewordenen

Tätowierungen, die auf Hautproben der Bemalten bis in die heutige Zeit erhalten sind. Denn gemeinsam mit seinen Schülern widmete sich der Meister, zuletzt an der Accademia in Venedig, vor allem den chemischen Problemen der absoluten Schwärze. Es sollten Tinten gemischt werden, die – finsterer als die Nacht – in die Tiefe gezeichnet sind. Der Pinsel, der Griffel, ja der Zeigefinger des Malers mußten messerscharf sein, um tief genug in den Abgrund des Weißen zu schneiden.

Die »Buntmaler« waren aber nach wie vor an der Macht und bedeckten einen Salon nach dem andern mit fingerdicken Lasuren. In großen Bottichen wurden damals am Lido, unter freiem Himmel, die Farben angerichtet, kostbare Tiere (Moschuskarpfen, Ultramarinquallen, Schwefelmolche etc.) und andere Ingredienzien wurden aus weitester Ferne herbeigeschafft, öliger Farbdunst lag über der Lagune, fässerweise verbrachte man die frisch zubereiteten Tinkturen in die Palazzi. Seitens der Zunft war man darauf bedacht, jede freie Fläche so üppig wie möglich zu übermalen. Ob Schildkröten oder nackte Frauen oder brennende Galeeren, der Gemäldesaft sollte triefen, dal Vecchios abgründige Umrißlinien sollten allerorts mit bunten Mustern verklebt und unkenntlich gemacht werden.

Dal Vecchio nahm die Herausforderung an, in seiner Gmundner Schläue wartete er auf den ersten Frost, der die Farbsuppen vereisen ließ. Während die Venezianer bei geschlossenen Fenstern im Farbrausch darniederlagen, begann er mit seiner Tätowierarbeit, meist einfachen Keramikmotiven, die in den Ohrmuscheln und an den Nasenrändern der Venezianer sehr exotisch wirkten. Man hatte nämlich noch im Herbst 1534 begonnen, Schulkinder und Matronen mit Heiligenbildern zu illustrieren, für Beamte der Stadtverwaltung waren Rittergemälde vorgesehen. Nach der Winterpause sollte in großem Stil mit den Übermalungen begonnen werden. Groß war die Verbitterung, als im Frühjahr zahlreiche Venezianer bereits durch dal Vecchios Hände gegangen waren, mit dem Frühstücksmuster der Gmundner Keramik auf Wangen und Hälsen. Vor allem die Traunstein-Silhouette, tiefschwarz oder blaßgrau, war ein verbreitetes Motiv – und ist es bis heute.

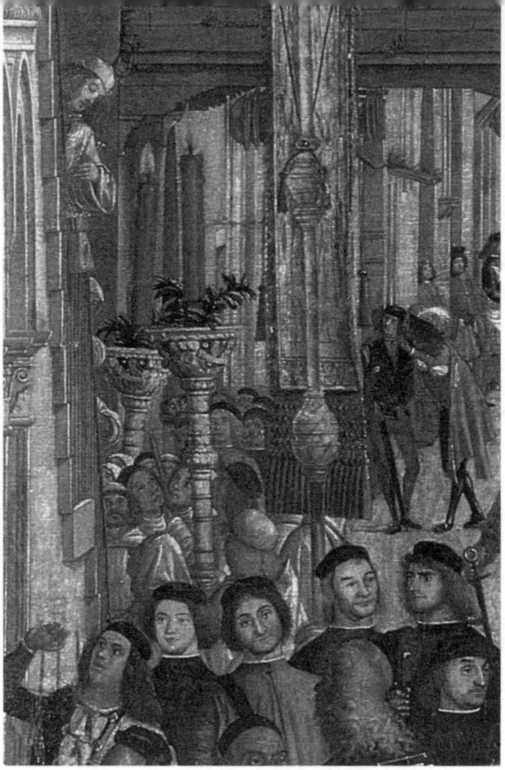

Acchille Pesennio

eigentlich Gaudenzio Ferrari
geboren 1475 in Valduggia
Schwiegersohn und Mörder des Stefano Scotto
(seither: Acchile Pesennio → Gmunden/Dal Vecchio)
gestorben 1540/41 zwischen Avignon und Venedig

Das Silberbromid hatte von Paris aus seinen Siegeszug angetreten und sollte bald auch in Venetien unter Malern gehandelt werden. In schwarzen Samtschatullen, den Vorläufern der heutigen Photoapparate, mit Sichtfenstern aus robustem Kristallglas lagerte die kostbare Chemikalie in jedem besseren Atelier. Wer seine Augen sonntäglich in Silberbromid badete oder seine Lippen damit benetzte, galt als der bessere Maler. Glasklare Luft durchströmte die Werke der Silberbromid-Maler, in den Teichen und Gewässern konnten sich die Betrachter spiegeln, ja verloren sich nicht selten bis zur Erblindung in der Tiefe der Spiegeleffekte. Den Malern selbst war kein langes Leben beschieden, sobald sie einmal diesem »Augengetränk« aus dem leichtsinnigen Frankreich übermäßig zugesprochen hatten. Viele erblindeten, anderen faulte die Zunge, nur wenige kamen unbeschadet davon – hochangesehen – und standen dann mit einem silbrigen Hautglanz, wie Lachsforellen, bis ins hohe Alter vor der Leinwand.

Der Silberduft in der Schatulle war der Jungbrunnen für die Farbenkünstler geworden. Solange bei der Metallinhalation ein gewisses Maß nicht überschritten wurde. Man war darangegangen, ganze Ateliers nach dem Vorbild der Schatulle einzurichten. Zwischen schwarzsamtenen Wänden saßen die Farbkünstler in ihrer Finsternis, nur von den Kristallreflexionen des »Objektivs« beschienen. Später verbreitete sich auch die Technik, sogenannte Tiefschlafbilder in glänzender Öltinte direkt auf den Samt zu malen.

Auch Acchille Pesennio waren die Senstionen rund um das Silberbromid zu Ohren gekommen. Als Kind einer Glasbläserfamilie hatte er schon früh an der Konstruktion von Perspektivbrillen und Horizontlupen gearbeitet, um sein Malerauge zu schärfen. Glas mit überhöhten Sodawerten und eliptisch geschliffen erzeugt für das Auge eine überraschende Perspektivordnung, die – bei näherem Hinsehen – den Hintergrund in den Vordergrund rückte und umgekehrt. Ein schlafender Hirte auf der Weide mit einer mächtigen Gebirgssilhouette im Hintergrund wird dadurch selbst zum gebirgigen Hintergrund, während das Gebirge anstelle des schlafenden Hirten ins Weidegras gebettet liegt. Oder eine badende Jungfrau im Schatten einer Pappel wächst selber zur Größe einer Pappel an, während sich der Baum gleich einer Wasserpflanze am Unterschenkel emporrankt. Pesennios erste Bilder sind durch derartige Größenverschiebungen und Perspektivwechsel schon früh auffällig geworden, waren aber zugleich – zum Ärgernis des jungen Malers – von einem leichten Grauschleier getrübt, der Folge einer Glastrübung. Während die Kunstwelt der Horizontenlehre des sonst sehr unauffälligen, fast verschüchterten Neulings immer noch nicht auf die Spur kommen wollte, war dieser bereits auf dem Weg nach Paris. Silberbromid, ahnte Pesennio, könnte die Vernebelung seiner Landschaften vielleicht aufhellen, Silberbromid könnte die Perspektive vielleicht sogar noch verschärfen, mit dieser französischen Kostbarkeit könnte selbst die Atemluft seiner Tempera-Landschaften entscheidend verbessert werden.

Die »französische Chemie« hatte sich – bei richtiger Konzentration – in der Augenbehandlung bewährt. Entweder erblinden oder mit einem Blick, der scharf wie eine Rasierklinge in die Landschaft oder die gemalten Figuren hineinzuschneiden vermag, sehend sein; darin bestand Pesennios Ideal. Wer aus der Silberkammer unmittelbar heraustritt, ist geblendet, wer aber den Schwarz- und dann den Grauschleier sehend und vor allem malend zerreißen kann, dem sollten die eigentlichen pesennischen Spiegelgemälde gelingen: Scharfe Horizonte ohne die optische Tragik, hellerleuchtete Nebelperspektiven, wo jede Farbe überdeutlich mindestens zu hören, wenn nicht von frischgeborenen Lungen zu schmecken war.

Augen mit Spiegeleffekten, glitzernde Frauenpupillen aber auch silberglänzende Ohren gehörten zu den typisch anatomischen Erscheinungsbildern von Pesennios Silberbromidkunst. Die Kammer selbst, das französische Kabinett mit all seinem Komfort, sollte Hilfsmittel bleiben aber niemals zur lebenslänglichen Behausung werden. Während sich nicht wenige im Finsteren häuslich einrichteten, als wäre dies der Augapfel (und als hätte es das Mantegna-Auge nicht schon längst gegeben) für eine neue, französische Sicht der Dinge, hatte Acchille dieses Frankreich und seine Sensationen längst hinter sich gelassen. Weder Silberblick noch Silberbromid wollten ihm für seine Bilderschärfe genügen, auch das glockenhelle Gehör der »Franzosenmaler« in ihren französischen Spiegellandschaften schien ihm nutzloses Beiwerk zu sein.

»Nacht statt Nebel«, darin könne sich die Verschärfung der Perspektivkunst nicht erschöpfen, schrieb der erschrockene Pesennio an eine der vertrauten Silberkocherinnen in der Camargue. Die Schwärze habe sich vom Inneren des Silberbromidkabinetts tatsächlich in die Silberbromidperspektiven verlagert. Wo der optische Schleier noch vor kurzem wie Wolle in der Landschaft lag, blinkten die Ränder der Dinge wie geschliffene Messer, dazwischen aber diese französische Kabinettluft, diese Nacht aus Chemie. Im Kopf müsse das reine Dunkel hergestellt werden können wie destilliertes Wasser, ein gleichsam destilliertes Schwarz, ähnlich dem Samtschwarz der Silberbromidateliers: Im Kopf und nicht in Zimmerschatullen oder Schatullenzimmern, oder auch in einem Schweinebauch, in den sich der Silberkünstler hineinzudenken hätte, sondern unmittelbar hinter dem Spiegelglanz der Augen sollte die kostbare Substanz verwahrt sein. Reichgefärbte Bilderwände wandelten sich zusehends in Spiegelfluchten, Kuppelfresken erglänzten bald als Hohlspiegel mit Engelssilhouetten und verschwindenden Wolkentrübungen in den Kirchen, auf dem Wasser der Kanäle konnte man sich bald nicht mehr gewiß sein: Ist das nun Gemäldewasser oder eine Spiegelung desselben oder eine Sumpflandschaft im französisch-galanten Stil mit dem unverkennbaren Silberhauch der neuen Technik? Konnte es aber dann nicht auch das echte, beinahe versiegte Lagunenwasser sein, das sich hier in der Sumpflandschaft in der Manier eines wahrhaft reißenden Stromes zu spiegeln vermochte? Oder war die Bromidzucht (»das chemische Malergezücht«) eines malerischen Abenteurers entwichen und hatte alles, sowohl das Wasser als auch die Sumpfgemälde und vielleicht sogar echte Spiegel mit der Täuschung von Wasserglanz ohne einen Hauch von Dunst glasklar überzogen?

Fahre ich wahrhaftig über das ehrwürdige Lagunenwasser der Serenissima, wölbt sich adriatischer Himmel über meinem Scheitel, oder befinde ich mich vielmehr in einer Silberbromid-Galerie mit den berühmten Pesennio-Perspektiven, vielleicht auch unter einem »französischen Kuppelgewölbe«, fragte sich so mancher Reisende – zum Entsetzen des Acchille Pesennio, der seine chemische Malkunst vor Augen hatte. Auf einem der letzten original pesennischen Werken, das noch in der Samtkammer mit Glastinte auf schwarzem Grund entstanden war, zeichnen sich im silbrigen Untergrund heute noch die Züge des Meisters ab, wie er voller Mißtrauen gegen alles Französische hinter die Schwärze zu blicken versucht.

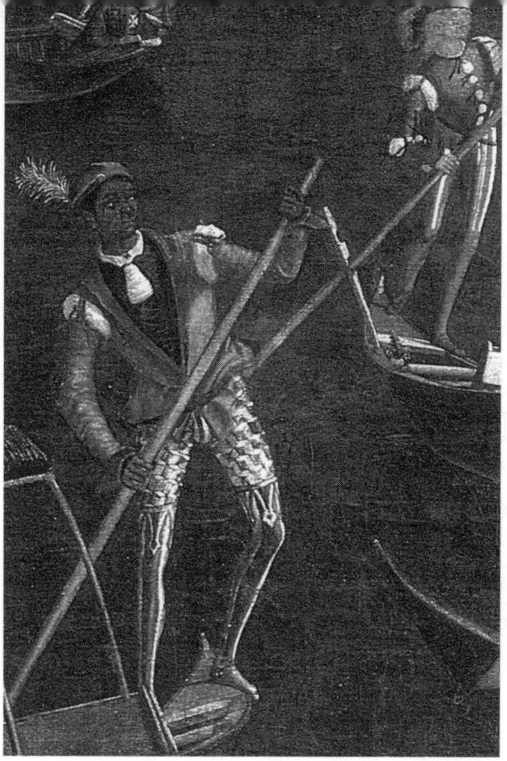

Giuseppe Ventori

getauft 1481 in Siena
vorerst Medizinstudent, wie Pesennio,
dann Schüler von Montoria, Peruzzi
und Altano
gestorben 1575 in Venedig

Herkömmliche Landluft ist mit Lagunenluft nicht zu vergleichen. Unter Tiefdruckverhältnissen wird der Brackwasserdunst bekanntlich infektiös, während die Landluft zwar von den Dämpfen der Rüben und Würmer geschwängert aber doch nicht gänzlich verdorben wird. Dies führte vor allem an der Adriaküste zu einer verbesserten Seuchenmedizin, brachte aber auch eine Blüte der Gesundheitsmalerei und der Gebrestengraphik hervor. Während das Mißtrauen gegen die Tinkturen der Lagunenärzte wuchs, vor allem wenn sie sich – wie in Venedig – des »türkischen Leberpulvers« oder der persischen Lungenpudergemenge bedienten, wurden der Malerei immer stärkere Heilkräfte zu geschrieben.

Es war vor allem das Verdienst Giuseppe Ventoris, die Gesundheitsmalerei zu vervollkommnen. In seiner Zeit war es üblich geworden, sich – nach den Mißgeschicken der Seuchenmedizin – endlich gesundmalen zu lassen. Zahlreiche über und über illustrierte Schlaf- und Sterbezimmer zeugen von Ventoris Künstlerschaft und dem Einfluß seiner Schule auf die Wandmalerei des sechzehnten, des italienischen Pestjahrhunderts schlechthin. Ventori pflegte in den Krankenzimmern großangelegte anatomische Wandgemälde zu entwerfen, zuerst mit Safranpigmenten und Minzepulver, später – zur Verbesserung der farblichen Qualität – mit Farben auf Kräuterölbasis. Der Leib des Kranken wurde gleichsam aufgeklappt und in allen Details mit den feinsten anatomischen Nuancen an Decke und Wände des Krankenzimmers gebannt. In der Betrachtung seines eigenen Leibes hatte der Patient reglos zu liegen und dem Maler Farbe und Form seiner Schmerzen genauestens anzugeben. Eigene Fieberlasuren konnten auch großflächig aufgetragen werden. Der Maler bemühte sich daraufhin, ein genaues Porträt der Schmerzen in die Organmalerei einzutragen, manchmal in Tiergestalt – in Venedig waren damals Molche und Salamander sehr beliebt –, sowie die Wanderschaft oder die Nesthöhle des Getiers in allen Details zu bezeichnen. Der Kranke mußte seine Krankheit an der Wand einwandfrei wiedererkennen, er sollte sich inmitten der Vergrößerungen seiner Lungenflügel an den Wänden und seines Herzens an der Decke, seines Darmes nahe dem Fenstersims und seiner Hals- und Kopfanatomie an der Hinterwand vollkommen eingeschlossen wissen, als wäre der gemalte Leib mit ihm, dem Siechenden, schwanger.

Ventori hatte für die lebensechte Darstellung der Patientenorgane und vor allem für die feinen unnatürlichen Schattierungen an den erkrankten Stellen vielbeachtete Techniken entwickelt, die selbst Michelangelo nicht unbeeindruckt ließen. Unter Ventoris Einfluß wagte sich dieser erst an die Ausgestaltung der Sistina, deren Stirnseite auch als »ausgeweideter Christusrumpf mit dem nackten Auferstandenen anstelle des Herzens« interpretiert werden kann. Buonarotti war einen Schritt weitergangen und hatte fast alle Organe und Gewebsverflechtungen zu Heiligen, Verdammten etc. stilisiert. Aus größerer Entfernung, wenn die Figuren ineinander verschwimmen, ist aber durchaus die anatomische Ordnung des Freskos zu erkennen. In Giuseppes Bilder haben auch Porträts Eingang gefunden, doch jenseits der ikonographischen Zwänge der Zeit. Ein entzundener Magen konnte durchaus die Physiognomie der verstorbenen Gattin des Magenkranken annehmen, an den Lungen sind manchmal die Flügelfedern der Lieblingstaube des siechen Venezianers festgemacht, die Milz eines herzkranken Gondoliere ist sehr oft in schwarz-gold gehalten, und Hirnentzündungen glänzen nicht selten in den Lieblingsfarben der Sterbenden, mit täuschend echten Seidendamastmustern und Silberapplikationen. So entstanden in geheim-anatomischer Abstraktionsarbeit ganze Sippenbilder, die den freskierten Innenkörper des jeweils Darniederliegenden bevölkerten. Wer seine Krankheit, in die Gestalt eines Tieres, vielleicht sogar des Lieblingstieres gebannt, vom Krankenbett aus direkt vor Augen hatte und auch den

Schmerzensverlauf von Ventori persönlich oder einem seiner Schüler vorgemalt bekam, sah dann den Schmerz bald nicht in dem tatsächlichen sondern in dem gemalten Inneren. Während im Fresko die Tiere wucherten, fühlte sich der Kränkelnde nicht selten wundersam erleichtert, er fixierte das Fieber im Gemälde und verließ selbst – ohne Fieber – den gemalten Raum.

Heute noch erscheinen manche Lungenentzündungsgemälde in lebendig-fiebrigem Glanz, vielen Fremden, selbst Kunsthistorikern schwindet der Atem, wenn sie sich allzu lange dem Anblick einer ventorischen Monumental-Lunge ausgesetzt haben. Glücklicherweise wurden die Krankenmalereien nur im Todesfall mit schwarzem Pech überstrichen, sodaß nicht wenige Zimmer in ihrer ursprünglichen Färbelung mit allen Details erhalten sind. Giuseppe Ventori war um seiner anatomischen Malkunst willen in den schwärzesten Pestzeiten hoch angesehen, als selbst die Pariser Samtkammern oder französische Glasperspektiven keine Erleichterung für die Gesichter und Leiber der Kranken mehr spenden wollten. Während man vor Pesennios bemühter Spiegelmalerei erschreckt zurückwich und sich mit schmerzendem Kopf aus so manchen Perspektiven gewaltsam herausretten mußte, konnten sich viele an Ventoris Magen- und Darmfresken gar nicht sattsehen. Häufig wurden in seinem Atelier auch Innenporträts en miniature in Auftrag gegeben, kleine Innenansichten geliebter Menschen als Tafel- oder Vexierbilder, oft mit Moschus parfümiert, um auch durch den Geruch den Eindruck einer vitalen Echtheit hervorzurufen. Viele Bräute fanden an solchen Abbildungen ihrer zukünftigen Männer mehr Gefallen als an deren eigentlicher Physiologie, wieder andere ließen sich von Ventoris Werkstatt Innenbilder erfundener oder selbstkonstruierter Menschen herstellen und verbrachten die glücklichsten Jahre mit nichts als diesem Organporträt vor Augen.

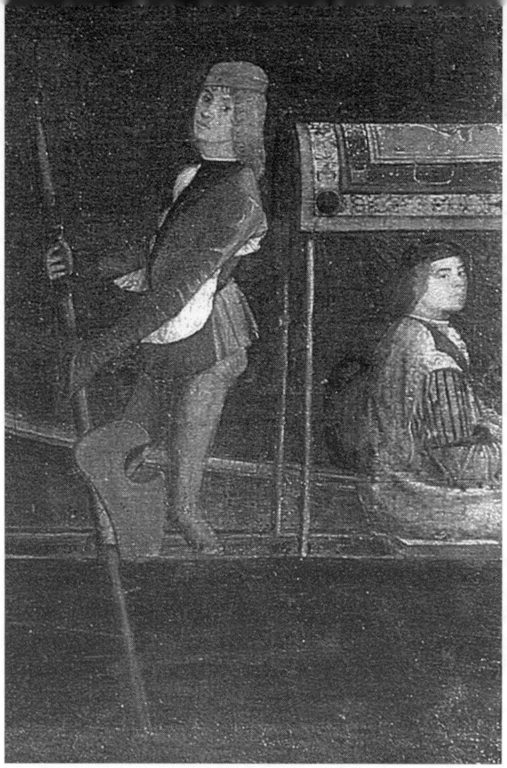

Andrea del Udine

geboren 1455 in Ferrara
zuerst Leibmaler von Ludovico il Moro,
einem hochadeligen Schwimmkünstler,
dann für die Scuola dei Pescatori
Großonkel des Paolo Veronese
seit 1480 in Venedig
gestorben ebendort nach 1508

Die feierlichen Überflutungen Ferraras sind längst vergessen. Heute ist es selbstverständlich, daß man trockenen Fußes von der Piazza zur Generali-Passage oder den Sentinelli-Grotten gelangt. Durch seine Staubfabriken und die Marmormanufakturen gehört Ferrara heute zu den trockensten Städten Italiens.

Die Austrocknung Ferraras hatte zum Entsetzen seiner Bürger schon um die Jahrtausendwende begonnen. Damals wurden die Kinder noch von den herbstlichen Flutwellen mit großer Geschwindigkeit durch die Stadt getragen, die Wallfahrtsstiegen an den Parkhängen glichen alpinen Wasserfällen. Und wenn sich im November die Stürme gelegt hatten, stand das türkisblaue Wasser noch meterhoch in den Straßen, um im Winter schwarzgrau zu vereisen und im Frühjahr von Fröschen belaicht zu werden. Die Ferraresen liebten das Wassergeräusch unter ihren Fenstersimsen, die Ertrunkenen – Opfer der septemberlichen Springwellen – wurden hochgeehrt und um ihren Tod beneidet. Jeder Keller glich einem Aquarium, jedes Kinderzimmer im Erdgeschoß einer gutbestückten Schwimmerstube. Allmählich begannen aber die Regen zu schwinden und die Flutungen wurden Jahr für Jahr dürftiger. Die Stadtverwaltung entschloß sich daher, der drohenden Austrocknung der Stadt mit eigenen Bewässerungsfesten entgegenzuwirken, an denen sich jeder Bürger mit seinen Bottichen zu beteiligen hatte. Ganze Fuhrwerkskolonnen wurden blumenbekränzt an den Comosee entsandt, um frisches Bergwasser in großer Menge heim in die Stadt zu bringen. Dort wurden die Behältnisse dann unter dem Klang von Seemannsliedern feierlich entleert, bis Arkaden und Werkstätten wie zuzeiten der historischen Herbstflut wieder unter Wasser standen. Die Ferraresen waren begehrt und beneidet für ihre Wasserkünste, für ihre Straßen, die klares, schäumendes Wasser führten, und für ihre Feste, die mit Segelschiffen und Prunkgaleeren in der Calle del Signoria für die Allgemeinheit veranstaltet wurden. Die heimischen Tischler hatten es erlernt, stundenlang unter Wasser zu sägen, Nähen und Tauchen waren nicht länger mehr ein Widerspruch, das galt auch für Töpfer, ja selbst für Schmiede, die die schwimmenden, ja sogar die ertrunkenen Pferde geschickt zu beschlagen vermochten.

Auch die Maler waren in allen Nuancen der Wasserdarstellung bewandert und konnten ihre Kunst vielgestaltig ausüben. Auf einer Leinwand an der Wasseroberfläche genauso wie an einer Sgraffittofläche auf dem Meeresgrund, schwimmend genauso wie im Süßwasserschlaf, einer seltenen Infektion, die bei einseitigem Süßwassergenuß gerne auftritt. Viele sahen sich daher berufen, ihre Dienste auch in der Wasserstadt Venedig anzubieten, wo die meisten Festlandmaler ja an der Luftfeuchtigkeit scheiterten und zusehen mußten, wie ihre schön konturierten Jungfrauen und die kostbarsten Tigerfelle in der Lagunenluft die Leinwand hinabrannen. Die Ferrareser Maler hatten sich darüberhinaus noch eine Meisterschaft in der Wasserdarstellung erworben, die sogar in der Serenissima ihresgleichen suchte.

Selbst eingefleischte venetische Künstler verzweifelten immer wieder daran, Fluten jeder Art in der notwendigen Beweglichkeit festzuhalten. Gemalte Wasseroberflächen müssen in jedem Augenblick eine andere Kräuselung, eine andere Gischt, einen anderen Sauerstoffgehalt oder einen fein nuancierten Grünstich aufweisen können. Gemaltes Wasser sollte unter Sonneneinwirkung außerdem verdunsten, was bei den wenigsten Wassergemälden bis heute der Fall ist. Auch für Salzgerüche und Fieberbakterien hatten qualitätvolle Gemälde damals aufnahmefähig sein müssen, und Steine oder kleinere Tiere mußten in der Darstellung – je nach der Tiefe des Gewässers – problemlos versinken können. Unglücklich geschwängerte Venezianerinnen pflegten ihre ungewollten Leibesfrüchte nicht selten in den Wassergemälden zu versenken, die an vielen öffentlichen Plätzen der Lagunenstadt aufgehängt waren. Lautlos sanken die Säuglinge in die Tiefe des Gemäldes, und die kunstvollen Lasuren kräuselten sich sanft.

Andrea del Udine hatte die Wassermalerei bereits in Ferrara zur Hochblüte gebracht, um seine Kenntnisse dann für Venedig, seine »nasse Geliebte«, noch weiter zu vervollkommnen. Den Venezianern war zu jener Zeit – im Gegensatz zu den Ferraresen – die Feuchtigkeit ihrer Wasserstadt unerträglich geworden. Nicht der Anblick brachte die Verstörung mit sich, sondern der salzige, fast saure Dunst der Kanalflüssigkeit hatte Augenentzündungen überhand nehmen lassen, und nicht selten war das »entzundene Lungenfleisch« zur vererblichen Krankheit in alteingesessenen Familien geworden. Alle Versuche, das Brackwasser weiter zu versüßen oder mit Gewürzen, vor allem mit Vanillewurzeln, in seinem Geschmack und seiner Ausdünstung abzumildern, waren gescheitert. So entschloß man sich, vorerst die Hauptkanäle zuzuschütten und nur in Seitenarmen einige schiffbare Wasserrinnen zu belassen. Um die adriatischen Spiegelungen aber nicht vermissen zu müssen und die geliebte Stadt nicht gänzlich ihres Wasserglanzes zu berauben, wurden Maler wie Andrea del Udine beauftragt, weitläufige Wassergemälde zwischen den Palazzifluchten anzubringen.

»Pittoreske Feuchtigkeit, gediegene Wasserillustration« sollte das Nasse im Trockenen bewahren und mit kostspieliger Farbenchemie den Zauber der Lagune wieder herbeizaubern. Je fester das Terrain aufgeschüttet war, desto größer war auch die Herausforderung für den jeweiligen Maler, allein durch seine Farbenkunst eine wasserähnliche Erweichung herbeizuführen und diverse Strömungen vorzutäuschen, von den Frühlingsstrudeln, die in der Nähe des Fischmarkts bei echtem Wasser große Gefahren mit sich brachten, bis hin zu jener septemberlichen Springflut, die sich in Venedig – im Gegensatz zu Ferrara – unverfälscht erhalten hatte. Physikalische Hilfsmittel wie Windapparate, die unterhalb der Leinwand eingerichtet werden konnten, waren verpönt. Ein Ferrareser Wassermaler hatte es nicht nötig, mit Winden oder gar mit Chemie sein gemaltes Wasser in Bewegung zu bringen. Die Strömung sollte allein der Malkunst entspringen, und das Gemälde galt erst dann als vollendet, wenn der Pinsel des Malers auf den gemalten Fluten davonschwimmen oder der Meister selbst darin ein abschließendes Erfrischungsbad nehmen konnte. Gerade dieses Abschlußbad, das von der Signoria den Wassermeistern – so nannte man diese Maler mit aller Ehrfurcht – bald zwingend abverlangt wurde, um sich von der ausreichenden Tiefe des »perspektivischen Gewässers« überzeugen zu können, brachte für die Ferraresen große Gefahren mit sich.

In Ferrara war es unüblich zu schwimmen, gerade in der höchsten Flut zog man seit jeher das Ertrinken jeder Schwimmbewegung vor, schon allein aus Ehrfurcht vor der Flüssigkeit. Ein Ferrarese fühlte sich zu leicht, schlechthin leer, wenn seine Lunge nicht wenigstens bis zur Hälfte mit Wasser gefüllt war, vorzüglich mit Süßwasser, weniger mit Salz- oder Brackwasser. Diese Sitte mußte Andrea del Udine einmal zum Verhängnis werden. Nachdem er bei einigen Wassergemäldepremieren noch in letzter Minute gerettet werden konnte, entglitt er bei einem Abschnitt seines Canal-Grande-Gemäldes den Rettungsschwimmern und ertrank im eigenen Gemäldewasser.

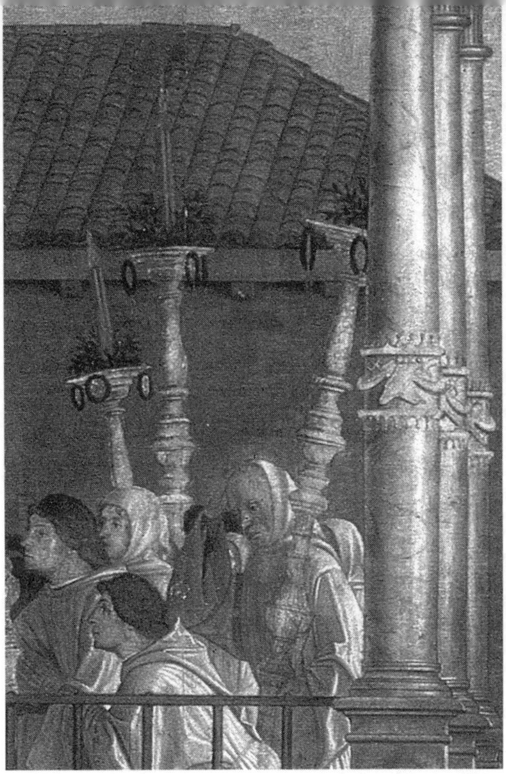

Lorenzo Lotto

auch »Lorenzetto«
geboren um 1480 in Venedig
1507 Reise über Treviso, Balsamo, Como in die Alpen
1510 Rückkehr nach Venedig
gestorben 1556 auf San Lazaro, nicht in Loreto
(→ Stefano Bonincini)

Durch die allzu schmalen Augen der Diana in seiner »Jagd bei Torcello unter besonderer Berücksichtigung der Tochter des Dogen mit ihren beinahe durchsichtigen Kindern« hatte sich Lorenzo Lotto verraten. Der darauffolgende Prozeß wegen Fremdmalerei wurde von der »physiognomischen Commission« mit äußerster Härte betrieben, der Maler auf Geheiß des Magistrats geblendet und für den Rest seiner Tage auf die Lazarettinsel jenseits des Lido verbracht. Lotto war bis dahin als zurückhaltender Physiognom bekannt, ein stiller Maler und sorgfältiger Laseur, eher der Tradition der Hintergrundmaler verhaftet, die der Flußlandschaft zu Füßen der Madonna oder dem Sonnenuntergang hinter Sankt Joseph oder dem Schlagschatten Melchiors mehr Sorgfalt widmeten als dem Vordergrund mit seiner stillen Andacht, den Tränen oder den Geburtswehen der Pferde. Manchmal geriet auch die Natur so üppig, daß von den dargestellten Figuren nur noch Schultern oder Zehen sichtbar blieben, alles andere war längst überwuchert und überschattet. Und dann, plötzlich, in diesem einen Jagdbild, dieses Dianagesicht, das durch seine unverkennbar finnischen Züge bei jedem Venezianer Entsetzen hervorrufen mußte. Lotto war mit den Richtlinien der physiognomischen Commission vertraut, die Folgen seiner Handlungsweise waren ihm also bekannt.

Weshalb diese lebensgefährliche Verirrung ins Finnische, warum ausgerechnet in einem Dianagesicht finnische Augen, ein finnischer Haaransatz und diese unverwechselbare schneeweiße finnische Zungenspitze? In Venetien und der Toscana war man seit langem darin übereingekommen, daß vor allem Frauen- und Kindergesichter ausschließlich nach der venetischen oder toskanischen Gesichtsanatomie malerisch auszuführen seien, um einen zweiten Fall Piero della Francesca ein für allemal zu vermeiden. Dessen Monumentalfresken in Arezzo spiegeln in erschütternder Weise jene Verwirrung wieder, die den Maler nach einer Nordlandreise befallen hatte. Ein norwegischer Konstantin oder eine dänische Königin von Saba sorgen dort bis heute unter den Betern für Angst und Schrecken. Selbst der Hund des Heiligen Petrus soll einem Neufundländer-Mischling nachempfunden sein. Das Heilige, das Norwegische und das Finnische waren damals in den Köpfen der Andächtigen durcheinandergeraten. Der leibhaftige Beter könne nur an der Nordsee beten, Jungfrauen seien an ihren finnischen Gesichtszügen zu erkennen, waren die Schlußfolgerungen der Bürger von Arezzo; und sie wanderten in Scharen aus, nach Helsinki oder nach Oslo, schlugen in den Straßen ihre Zelte auf und küßten den Finnen und Norwegern die Füße. Die Stadt Arezzo drohte zu verwaisen, bis die Signoria die Übermalung der »finnischen Versuchung« anordnete. Die Folge war eine Ächtung aller »Fremdmaler« wie Piero della Francesca, aber auch des greisen Giotto, dem meist sibirische Fischer für seine Franziskus-Legende, aber auch Mongolinnen für das »Amazonische Freibad« Modell gesessen hatten.

Eine eigens eingesetzte »physiognomische Commission« sorgte auch in Venedig für die Einhaltung klarer Richtlinien für die anatomische Formgebung. So war für die Ohrenform die adriatische Regenbogenmuschel als Vorlage maßgeblich, erhältlich auf dem Fischmarkt, wie auch der Triestiner Schwertfisch, dessen Augenform und -farbe dem kommissionellen Ideal entsprachen. Die Hinterkopfwölbung sollte nicht weniger ausladend sein als die Seitenkrümmung des Lagunenseeigels, der sich auch als Fastenspeise großer Beliebtheit erfreute. Selbst für die Hautfarbe wurde der blasse Teint eines gehäuteten Tintenfisches dringend angeraten – seine weiße Muskulatur kommt tatsächlich dem Perlmuttweiß der Venezianerinnen am nächsten.

Lorenzo Lotto hatte zeitlebens diese Vorschriften bis ins kleinste Detail erfüllt, er war zum Teil noch weitergegangen, wie auf einem Borghese-Porträt, wo er den Kopf der Principessa kurzerhand durch ein

Seeigelporträt ersetzte, oder bei seiner Heiligen Katharina, einem Gemälde mit zahlreichen Flüssen und Seen, üppiger Vegetation, einem Folterrad und zwei Fischaugen, die hinter einem Gesträuch heiligmäßig hervorlugen. Gerade in seinen Unterwasserlandschaften und noch besser in den Salzwassergewittern kommt seine Treue zu den vorgeschriebenen Seetieren in akribisch doppeldeutiger Malweise zum Ausdruck: Ist es ein Thunfisch oder doch eine schwangere Frau, nimmt vielleicht der Schatten der Seeanemone die Gestalt des Gekreuzigten an, erinnert die Strandlinie in der Schlacht am Roten Meer vielleicht an das Profil des Commissionsvorsitzenden, des Geliebten der Tochter des Dogen?

Umso gefährlicher mußte Lottos finnische Provokation gewirkt haben. Der Doge, der der Enthüllung des Gemäldes seiner Enkel wegen beiwohnte, soll auf das Bild zugesprungen sein, als er durch die Vollkörperbildnisse der durchsichtigen Kinder hindurch der inkriminierten Diana ansichtig geworden war. Mit beiden Händen hielt er der Göttin die Augen zu und stimmte mit erstickter Stimme jenes finnische Rentierfängerlied an, das in den venezianischen Kirchen schon lange verboten war, nicht ohne die Stirn der Porträtierten zu küssen. In letzter Minute gelang es, dem um Atem ringenden Staatsoberhaupt Mund und Augen zu verbinden und auch die aufgeregten Umstehenden vor dem Bild in Sicherheit zu bringen. Nur der Schöpfer des Gemäldes, Lorenzo Lotto, stand ungerührt im Festsaal des Commissionspalastes und wiegte die glasklaren Kinder der Dogentochter im Arm. In den Falten seines Fellkleides waren die beiden schlafenden langsam aufgetaut, sodaß sich ein kleines Rinnsal aus Schmelzwasser zu Füßen des Malers bildete. Als die Amme sie im Tumult wieder an sich nehmen wollte, war es zu spät, sie waren im Rentiermantel Lottos gänzlich zerronnen. Seitdem ist der Eiskeller des Dogenpalastes mit seinen Schneebetten verwaist, ebenso wie der reichgeschmückte Waldgletscher der Dogentochter, die – als Kind einer finnischen Mutter – das Schicksal des Lorenzo Lotto teilen mußte. Auch ihr wurde das Augenlicht »staatlich gelöscht«.

In der Abgeschiedenheit des Lazaretts widmeten sich die beiden Geblendeten dann noch lange Jahre dem Bootsbau, stets unter Verwendung von pechschwarzem Ebenholz. Lotto gab die Anweisungen, und die blinde Dogentochter schnitt sorgsam die Bretter zurecht, Lotto fügte die Stücke zueinander, während die Frau – tastend – die Nägel einschlug. So entstanden zahlreiche Wassergefährte mit einer leichten Seitenneigung, so wie alles in Finnland leicht nach rechts geneigt ist, und der unverkennbaren Nachbildung eines Rentiergeweihs am vorderen Bug, das auch jetzt noch, silberfarben, die venezianischen Gondeln so unverwechselbar macht.

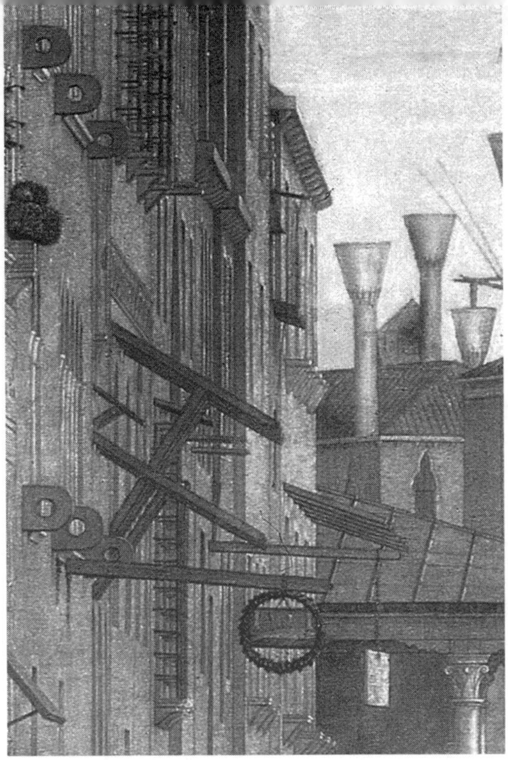

Gianfelice Bassano

eigentlich Jacopo da Ponte
geboren 1515 in Bassano
Schüler seines Vaters und des
Bonifazio de' Pitatis
zuletzt unter dem Einfluß seiner
bettlägrigen Söhne Leandro und
Francesco
gestorben 1592 in Venedig

Die Reisemaler (oder auch: »Geschwindigkeitsmaler«) waren als Pferdeschinder und Rowdys in ganz Venetien berüchtigt. Zog einer von ihnen mit der ihm eigenen überhöhten Geschwindigkeit durch die Landschaft, waren Kollisionen mit weidenden Kühen, galoppierenden Schafen etc. so gut wie unvermeidlich. Die Kunst der Geschwindigkeitsmalerei hatte in Gianfelice Bassano ihren namhaftesten Vertreter. Er vervollkommnete diese spezielle Malfertigkeit und führte sie in seinem eigenen Werk bis an die Grenzen des Möglichen. Die Reisemaler waren schon Generationen vorher durch die Lande gezogen und hinterließen meist durchschnittliche, unscharfe Gemälde, Perspektivlandschaften mit verwischten Konturen, denen die Beschwerlichkeit der Fahrt und die Erschöpfung des reitenden Farbenkünstlers stark anzumerken waren. Bassano ließ sich gutgefederte Staffeleikutschen bauen, die auch auf schneller Fahrt einen ruhigen Strich zuließen, er veranlaßte den Bau eigener Trassen für perspektivische Hochgeschwindigkeitsfahrten und mischte Speziallasuren, die auch bei schärfstem Gegenwind nicht zerrannen. Seine künstlerischen Anfänge lassen sich bis zu den transalpinen Stadtansichten savoyianischer Prägung zurückverfolgen, so seine »Nordansicht von Florenz, von Sankt Hippolytania (dem heutigen St. Pölten) aus gesehen«, ein Bild von üppigem Tannengrün mit einigen Kalkfelsen am oberen Bildrand, wobei hinter dem Bergmassiv die damals in Bau befindliche Brunelleschi-Kuppel durch das Alpenmassiv hindurch schemenhaft zu erkennen ist. Ähnlich bei der »Abendsilhouette von Triest mit badendem Conte – von Sardinien aus betrachtet«, einem weitläufigen, in Blau- und Orangetönen gehaltenen Fernbild der Hafenstadt, deren Umrisse sich im Golf von Genua spiegeln. Bald machte sich Bassano mit geringeren Entfernungen vertraut und reiste mit immer größerer Geschwindigkeit auf seine Motive zu, vorerst auf dem Wasserweg, mit sizilianischen Galeeren, die durch ihre leichte Bauweise bei schwachem Seegang sehr rasant über das Wasser glitten. Im scharfen Gegenwind, mit der am Hauptmast festgezurrten Staffelei, entfaltete Bassano seine eigentliche Meisterschaft: Die Umrisse von Türmen, Weingärten, spielenden Kindern etc. verwoben sich im raschen Fortgang der Perspektivenreise zu einem kunstvollen Gewirr, im Gegenwind erhielten die Farben, mehrfach und rasch aufgetragen, eine außerordentliche Leuchtkraft.

Damals wie heute konnte sich der Betrachter jener Sogwirkung nicht entziehen, die von derartigen Geschwindigkeitsgemälden ausgeht. In zeitgenössischen Berichten ist immer wieder von Schwindelgefühlen und Haarausfall die Rede, von einer Trübung der Hornhaut und manchmal von Atemnot, hervorgerufen durch einen plötzlichen Windstoß, der unvermittelt in die Lunge dringt. Nicht selten verlieren Galeriebesucher heute noch das Gleichgewicht und schlagen mit der Stirn an der gemalten steinernen Mole (zum Beispiel Genuas) auf – dem Künstler selbst mag es seinerzeit mit der tatsächlichen Mole nicht anders ergangen sein. Er verlegte sich dann auch bald von den frontalen Geschwindigkeitsgemälden auf die berühmt gewordenen »Passaggiones«, die Malerei »zur Rechten oder zur Linken«, in rascher Vorüberfahrt begriffen, vorerst zu Wasser, später dann – auf eigenen »Passaggione-Trassen« – auch zu Lande. »Wie im Fluge« sollten die Farben und Formen hingeworfen sein und dennoch dem inneren Gesetz der jeweiligen Geschwindigkeit gehorchen (man beachte den qualitativen Unterschied allein zwischen den Wasser- und den Landgeschwindigkeiten). Das Langsame hatte immer schon eine gewisse Verwandtschaft mit dem Graublauen, im Hellorangen spiegelt sich die eigentliche Beschleunigung. Desgleichen mußten die Umrisse den Schnelligkeitsvarianten angepaßt werden, die Ellipse hielt erstmals Einzug in die italienische Malerei, waagrechte Türme waren in die Landschaftsmalerei schon behutsam eingeführt worden, aus Bergen wurden Dämme oder gar Ebenen, olivgrüne Rücken, die Pappeln standen mit höherer Geschwindigkeit immer schräger, Weidetiere waren außerordentlich verlängert oder verbreitert, Kühe erstreckten sich quer durch die Täler, Vogelnester verdunkelten die Wolken.

Gianfelice Bassano hatte durch das Anlegen von Perspektivtrassen erst die Voraussetzung für derartige malerische Geschwindigkeitssteigerungen geschaffen. Sein Vorbeirasen an den Motiven, sein schneller Pinsel und die gewagten Formen – bis hin zum langgezogenen Ellipsenkopf der Heiligen Margarete, einem überholten Bauernmädchen naturgetreu nachempfunden – erhoben die Passaggiones zur Bildermode schlechthin. Man wollte einfach schneller sehen, man schwärmte für das Tangentiale in der Beobachtung und begann, die herkömmlichen Formen in ihre »beschleunigte Form« zu transponieren. Unfälle, wie sie von anderen Reisemalern regelmäßig herbeigeführt wurden, konnte Bassano durch seine exklusiven Trassenbauten verhindern. Sie wurden in die unberührte Landschaft gesetzt, darauf sechsspännige Staffeleimaschinen und segelbespannte Gerüste, deren Konstruktion aus den erhaltenen Skizzen noch gut ersichtlich ist. Andere Reisemaler begannen hingegen schon nach kurzer Karriere rasch zu verwildern, sie reisten nicht mehr, sondern wurden gejagt, von den Magistraten genauso wie von den Opfern ihrer malerischen Raserei. Viele versuchten, ihre eigentliche Profession, die anrüchige Reisemalerei, zusehends zu verschleiern. Statt der Reisebilder mit ihren fliegenden Farben verlegte man sich gerne auf Standbilder, aus denen jede Bewegung, selbst eine Handbewegung, geschweige denn fahrende Berge verbannt waren – oder es wurde gebräuchlich, Reisemalereien durch genrehafte Übermalungen, schlafende Griechinnen etc., bis zur Unkenntlichkeit zu verfremden. Die schweren Farben, die sich wie nasser Wollstoff oder ölige Matten gleichsam auf das Gesicht des Betrachters legen, eine Verschleierungstechnik des typischen Geschwindigkeitsmalers, sind selbst beim damals sogenannten »rasenden Tizian« noch unübersehbar, dessen Zeit als Reisemaler aber sehr kurz bemessen war. Farbschleier im Hintergrund und versteckte waagrechte Linien, offensichtlich die Windhunde der Porträtierten, sind untrügliche Zeichen seiner frühgeübten Geschwindigkeitsmalerei.

In seiner Abgeschiedenheit auf den Rampen und Trassen war Gianfelice Bassano indessen keineswegs am Wunschziel seiner Malkunst. Die Farben waren immer noch zu starr, sie sollten auch nach Vollendung des Bildes in einem bestimmten Rhythmus ineinanderrinnen. Ähnlich dem Blutkreislauf bei Warmblütern sollte sich in Bildern ein pulsierender Farbkreislauf regen. Doch die ständige Beschleunigung, der scharfe Fahrtwind sowie all die technischen Komplikationen der Hochgeschwindigkeitsmalerei zur Verbesserung der Bildanatomie hatten ihrerseits der Herzanatomie des Malers schwer zugesetzt. Fliegender Atem, Blutleere in den Augen und Gelenkentzündungen waren die Folge. So beschloß Bassano, den Malerkörper selbst aus der Perspektivgeschwindigkeit zu entlassen und nur mehr das Bild in Fahrt zu halten. Am idealen Perspektivpunkt der Passagione-Trasse sitzend wartete er nun, bis die Staffeleikutsche an ihm vorüberraste, um in dem einzig richtigen kurzen Moment eine flüchtige aber bestimmte Kontur oder ein bestimmtes Rot zu applizieren. Tagelang hetzte das Pferdegespann allein vor San Gimignano hin und her, bis eine Geschwindigkeitsperspektive zur Zufriedenheit fertiggestellt war. Das Ziel schien errreicht. Noch Wochen nach der Enthüllung der Gimignano-Perspektive waren Farbwechsel und Konturenkreisläufe zu beobachten, gegen Abend rann das Rot der Dächer in der rechten oberen Ecke des Bildes zusammen, um im Laufe der Nacht – quer durch die bewegte Landschaft, die vom Fahrtwind noch zitterte – in die linke untere Ecke abzuwandern. Die Grünlasuren der Weingärten schillerten in wechselvollen Farbspielen, Baumschatten drifteten wie dunkle Farbsegel über den wäßrigen Himmelsgrund. Doch nach einigen Wochen wurde das hoffnungsvolle Bild von einer Atemlosigkeit befallen, einer Anämie, die die Farben rasch ergrauen ließ, bis auch die blühendsten Lasuren erstorben waren: Das Bild war tot, zutodegekommen am Geschwindigkeitswahn des Gianfelice Bassano.

Die Geschwindigkeit und besonders die künstliche Hochgeschwindigkeit galten seither – angesichts von Bassanos gescheiterten Experimenten – als die Todeskrankheit der Malerei schlechthin. Rasche Bewegungen des Malers vor der Staffelei galten als gefährlich, die Reisemalerei war binnen kurzem als »gefährliches Rowdytum« endgültig verboten. Nur Bassano, selbst als »Pferdeschinder« in Verruf geraten, wollte von seiner Geschwindigkeitsmalerei immer noch nicht lassen, seine beschleunigten Perspektiven hatten ihn sozusagen mit Haut und Haar verschlungen. Nachdem aber ein Geschwindigkeitsgemälde nichts anderes wäre – so der greise Maler – als die anatomische Summe von Farbperspektiven mit einer gewissen Silhouettenbeschleunigung, könnte ein ähnlicher Effekt der Bewegung auch durch die präzise Aneinanderreihung der einzelnen Geschwindigkeitsaugenblicke hervorgerufen werden.

Bassano begann also mit der Anfertigung von Phasenbildern, zu denen ihm eine befreundete Leichtathletin Modell stand. Sie durchquerte radschlagend den engbemessenen Vordergrund, er setzte auf zwölf aneinandergereihte Leinwände jeweils eine Kontur, colorierte dann mit Sportlergelb und einem unaufdringlichen Rostrot für die offenen Haare, während die Dame weiter unermüdlich ihre Räder schlug. Jedes einzelne Bild sollte – für sich allein – vollkommene Ruhe ausstrahlen, keine unscharfe, keine unerwartete Wendung des Kopfes und keinerlei Kreislaufexperiment in der Colorierung. Auch in der freischwebenden Sportlerinnenstellung, gerade beim Radschlagen mußte jeder Verdacht des Fliegens, Fallens oder Geworfenwerdens vermieden werden. Nur wer mit großer Geschwindigkeit an den zwölf Bildern vorbeifuhr, hatte in einem Moment die Ahnung des von der Leichtathletin geschlagenen Rades; sonst, bei stillstehender Betrachtung, verfiel der Betrachter bald einer erdenschweren Bewegungslosigkeit, die ein Weitergehen unmöglich erscheinen ließ. Bassanos Phasengemälde erschweren auch heute noch, selbst in getrennter Hängung, jede Art der Fortbewegung, jeden Zungenschlag, jede Atemregung außerordentlich. Für den Maler bedeutete es eine späte Genugtuung, die Durchdringung von Geschwindigkeits- und Schwerkraftmalerei so hergestellt zu haben, daß die verbotene Geschwindigkeit gleichsam unter der Haut der Schwerkraft die Malerei weiterhin beherrscht und aus dem tiefsten Hintergrund dennoch in die Köpfe der Menschen eindringt. Der leichte bassanische Kopfschwindel, der sich auch heute bei der Betrachtung der »Frau in fliegender Ruhe« einstellt, ist ein untrügliches Zeichen dafür.

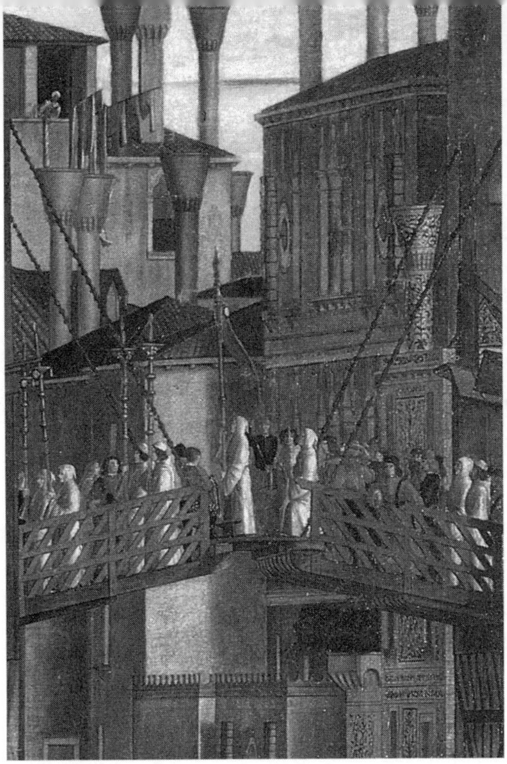

Amilcare Sontini

geboren 1527 in Lucca di Barbano in der Nähe von Siena
gestorben 1550 in Venedig

Die »Betende Frau mit dem Hundegebiß« oder die »Einbeinige Venus« gehören zu den erstaunlichsten Werken des Amilcare Sontini. Es sind Bilder aus dem kurzen Leben eines Malers, den seine Schlaflosigkeit bereits in jungen Jahren zu Tode gebracht hat. Schon als Kind war der Sohn eines Glaskochers in die Schlafschule von Siena aufgenommen worden. Als deren Ziel galt die »nützliche Beförderung eines unerschütterlichen Tiefschlafes, vornehmlich in Kinderköpfen, vor allem für angehende Artilleristen und Seeleute«. Man hatte Amilcare zwar schon früh zum Malerberuf bestimmt, doch war seine Schlafschwäche so offensichtlich, daß der Eintritt in jene staatliche Bettenanstalt unabdingbar erschien. Für den angehenden Farbenkünstler erwies sich die Entscheidung jedoch vom ersten Tag an als falsch: Er selbst führte später die Verschärfung all der Bildertorturen, denen er sich rastlos malend ausgesetzt fand, auf die dortige Schlafpädagogik zurück, gegen die er sich mit allen Kräften zur Wehr setzte. Schon bei Einbruch der Dämmerung blieb der Knabe mit weit aufgerissenen Augen wie angewurzelt stehen und verschmähte alle Einladungen, gleich den anderen Kindern doch »mit der Waagrechte Ball zu spielen«. Amilcare verfluchte regelmäßig die Waagrechte als eine Komplizin des Teufels, beschimpfte die Schlaflehrer und begann schließlich heftig um sich zu schlagen, wenn man versuchte, ihn mit Gewalt auf den Boden zu werfen. Die Waagrechte, er sehe die Waagrechte leibhaftig, wie sie auf dem schlafenden Teufel liege, wie sie ihren Kopf in seiner Achsel vergrub, wie sie sich im Teufelsfell verbiß etc., berichtete der blutjunge Amilcare voller Schaudern. So hatte er die ersten drei Schulnächte ohne Schlaf durchwacht, wie angewurzelt vor seiner Kinderstaffelei am Abend und traumwandlerisch bleich dann untertags, um am vierten Tag in einer Mauernische lehnend gefunden zu werden; in einer Art Halbschlaf, mit bläulichen Lidern und einem tiefen, heftigen Atem. Wieder bei Sinnen, erkannte er die Gesichter seiner Lehrer nicht mehr wieder und staunte über ihre Verkleidungen, beschwor sie aber, ihn doch vor der verhaßten »Waagrechtin« zu schützen und ihn, Amilcare, nicht an sie zu verraten.

Auf diese Weise, zuerst um sich schlagend, dann in der Mauernische, dann gedächtnislos, dann flehentlich, aber stets in unmittelbarer Nähe seiner Staffelei, verbrachte er zwei qualvolle Jahre in dem sienesischen Schlafinstitut. Die damals entstandenen Naturstudien zeigen noch den kindlichen Strich, doch mit einer beachtlichen, ja meisterhaften und dennoch nervösen Bestimmtheit der Linie. Vor allem durch die Farbwahl und die Verteilung des Lichts entsteht der Eindruck, als überlagerten sich verschiedene Tagesstunden, manchmal verschiedene Jahreszeiten in einem Bild. Während auf der Feige noch sommerlicher Glanz liegt, herrscht in den Augen des hingebreiteten Rebhuhns bereits der strengste Winter. Sehr bald begab sich der junge Maler in die Obhut von Frauen, meist Venezianerinnen. Sie waren es, die ihm aufopferungsvoll – bis zuletzt – den Schlaf austreiben sollten, so gut sie konnten. Und sie beleben auch, meist in großer Zahl, seine reiferen Werke.

Seine »Verkündigung« ist von Dutzenden Frauen bevölkert, den sagenhaften Schwestern und Cousinen der Gottesmutter, die sich mit dem unverwechselbaren venezianischen Gestus um die verwirrte Maria und den nicht minder überraschten Erzengel scharen. Nur mit Hilfe dieser treuen Frauen wagte sich Sontini dann auch an die schriftliche Aufzeichnung seiner »Schlafeskunst«, die er als Nichtschläfer, sozusagen als Fremdling unter den Schläfern, den Schlafverwirrten aller Nationen zu widmen gedachte. Während der glücklichen Tage der Schlaflosigkeit in Damengesellschaft, die sich an seinen Bildern ablesen läßt, war er in den Malpausen und mit Assistenz der ihm engstens verbundenen Venezianerinnen unermüdlich in das Verfassen seiner Schrift vertieft. Die Aufzeichnungen erhellen erst die Hintergründe von Sontinis Malerei und die Abgründe so mancher seiner Motive. Selbige entstammten allerdings nicht den Panoptiken der venezianischen Prunksalons, wie man im ersten Erschrecken annehmen könnte, auch nicht den geheimen Kabinetten der naturwissenschaftlichen Gesellschaft: Seine Schilderungen, so die Schläferszenen mit Farbanleitungen oder die gelbschattierten Sommernächte oder der halbwache Bauch einer Mutter, gehören jedenfalls nicht in die venezianischen Panoptiken, die Sontini während der Entstehung seiner Schlafschrift zur erfolgreichen Tröstung aufsuchte. Ganz und gar sienesisch wollte er die einzelnen Kapitel belassen, und so wird aus jener Zeit erzählt, als ihm der »Schlaf wie Schuppen von den Augen fiel«, aus seiner Kinderzeit und den ersten entscheidenden Malversuchen.

In der Einführung wird ein Farbenrezept verraten, der toskanische Vogelsirup, bestehend aus den Lungenessenzen erlesenster Singvögel, dickflüssig und dunkelblau, ein wohlschmeckendes Fiebermittel. Sontini hatte in seinen ersten Porträts der Königin der Nacht diesen Sirup als Himmelsfarbe verwendet und blieb auch weiterhin diesem Gemisch treu. So heißt es in der Rezeptschilderung: »Wem bei seinem (des Blaus) Anblick die Augen zufallen, der hat richtig gesehen, wer beim Einatmen vor dem Bild Zuckergerüche wittert, der hat richtig gewittert, denn die Nacht verströmt insgesamt ein süßliches Aroma und wird immer süßer, je tiefer man in sie eindringt. Während das Fieber nach dem salzigen Tag riecht, schmeckt der Schlaf nach jenem Nachtzucker, den auch der Vögelsirup neben den Lungenwässern enthält: Was ich zur Sättigung meiner Bildnacht verwende, lassen sich andere nur ins Fieber mischen.« Erst mit dem Eintritt des Schlafes beginne die Nacht, wer aber schlafe, sehe auch die Nacht nicht von Angesicht zu Angesicht, und wüßte gar nichts von ihrem Aussehen. Ohne ihn, ohne das Sieneserkind Sontini, das im Malen den Schlaf überlistete, um der Nacht mit aller Malerkunst leibhaftig zu begegnen, wären die Wachsamen mit ihren offenen Augen verloren. Er allein sei gezwungen, das Malen und daher das Sehen der Nacht dem Schlafen und daher Nichtmalen, dem blinden Schmecken der Nacht vorzuziehen, schrieb der frühvollendete Maler gerade noch, als ihn der Tod in einem von Frauen unbeschützten Moment mitten in der Schlaflosigkeit überraschte.

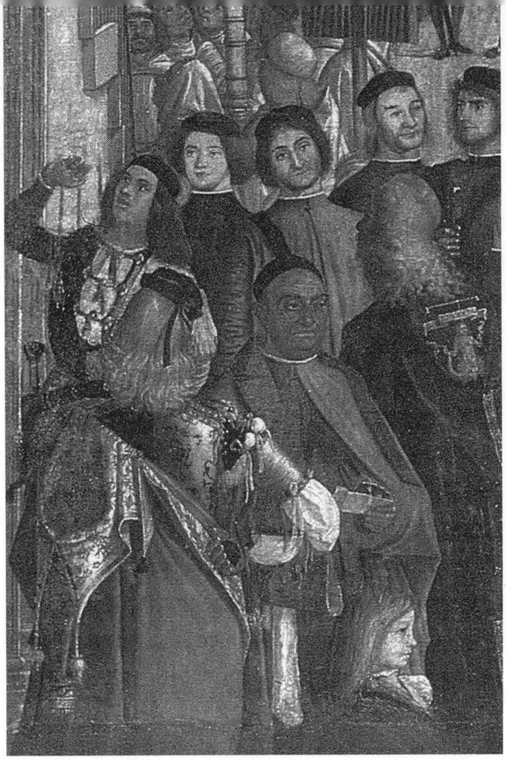

Giuseppe da Fiesole

manchmal auch Jacopo Dossi, vor allem aber Tizian: um 1487 in Mantua, nicht in Fiesole, geboren
Sindaco in Dalmatien, dann über Trento und Pesaro nach Venedig
gestorben 1540 ebendort

Als »Gemäldebäcker schlechthin« und Wegbereiter der venezianischen Temperaturkunst gilt Giuseppe da Fiesole. Seine Bilder sind »optische Backstuben«, »perspektivische Öfen«, in denen Menschenleiber tatsächlich zu Menschenlaibern werden und dem Betrachter erlesener Back- oder gar Bratenduft entgegenweht. »Die warme Schulter der heiligen Barbara – ist sie aus Fleisch oder Teig?«, wird der Betrachter heute noch rätseln, wie schon damals ganz Venedig gerätselt hatte. Der Schöpfer all dieser kulinarischen Rätsel, Giuseppe da Fiesole, genannt Tizian, und mit dem berühmteren, dem eigentlichen Tizian (Vecellio), nicht verwandt, sammelte seine ersten Erfahrungen mit der Temperaturkunst in Dalmatien. Dort, vor allem im dalmatinischen Karst, weniger an der Küste, war man dem Frost schon sehr früh mit eigenen Temperaturgemälden begegnet. Erste chemische Farbenmuster, mit Paprikaessenz oder Frühlingsmohn als Grundsubstanz, wurden auf Bett- und Unterwäsche der Bergdalmatiner so aufgetragen, daß die Temperatur auch im bittersten Winter nicht unter Null Grad sank, das Gewebe also nicht vereiste oder in Dezembernächten gar regelrecht zersplitterte. So manche Karstbewohner verdankten dieser chemischen Kunstmalerei eine unbeschwerte Kindheit, die sie im Tiefschnee, ja auf Glatteis mit ihrer bunten Unterwäsche federballspielend verbringen durften.

Der junge Farbenstudent aus Mantua wollte sich nun diese dalmatinische Temperaturkunst heimlich zunutze machen, um seinen Sommerlandschaften endlich jenes wohltemperierte Leben einzuhauchen, das man bisher – selbst bei vollkommener Windstille in den Salons – vermissen mußte. Nicht die leiseste Hautrötung wollten die Damengesichter zum Beispiel angesichts des »Katharinensommers« davontragen, nicht einmal vor dem Panorama-Bild »Jesus und Johannes der Täufer spielen mit der untergehenden Sonne Federball«. Für da Fiesole waren nur der »Vereiste See Genezareth« oder »Jonas Wal erfriert im Packeis« malerische Erfolge gewesen, an der eigentlichen Temperaturmalerei, bis hin zur notwendigen Körpertemperatur der Protagonisten und den typischen Sommerbildern mit kochendem Meerwasser und rauchenden Vögeln, war er jedoch gescheitert. Die dalmatinische Temperaturtechnik hat dann auch in den tätowierten Hautmustern der früheren Sommerbilder eindeutige Spuren hinterlassen, stilisierte Karpaten-Böcke und Thunfisch-Ornamente sind auf der bloßliegenden Haut einer Schläferin oder eines stürmenden Kriegers, ja selbst auf dem Unterschenkel des Ikarus oder einer gerupften Schnepfenbrust deutlich zu erkennen. Selbst durch die drapierten Stoffe schimmern hin und wieder dalmatinische Zeichen und verhindern so ein mögliches Frösteln des Betrachters.

Keineswegs gab sich da Fiesole mit den Karpatenmustern zufrieden. Die weiße venezianische Haut und der durchsichtige Teint heiligmäßiger Prinzessinnen waren für Beschriftungen oder Verzierungen jeglicher Art geeignet, aber nicht in dalmatinischem Dialekt. Wärme müßte also auch ohne Thunfisch-Chemie oder die grammatische Hitze von Antilopenzeilen herstellbar sein, ahnte der Maler und dachte wohl auch an Cimabues »Heiligen Georg«, ein strenges Fresko, das noch heute auf dem St. Gotthard in den glänzendsten Farben zu besichtigen ist und im Tiefschnee vor innerer Hitze dampft. Das Gemälde sollte – wie eine Backstube oder die Küche der »Vier Jahreszeiten« im Wiener Hotel Intercontinental – noch bis tief in die Nacht hinein warm sein wie ein Pferdebauch nach gestrecktem Galopp, hatte auch Cimabue befunden und da Fiesole pflichtete ihm bei. Nur die Muster sollten anders angelegt oder geschickter verborgen werden, malerische Heizmuster in den tiefsten Lasuren des Bildes, die in einem beliebigen Menschenkörper die Normaltemperatur von 36,7 Grad Celsius allein durch die Betrachtung aufrechterhalten konnten, und zwar »zur Beförderung einer Sinneslust in den beiden Augen des Betrachters und zur besseren Lebenskraft der konterfeiten Kreaturen – höchstderselbigen«, betonte der leidenschaftliche Temperaturmaler da Fiesole bei der Ausstellungseröffnung vor den sensationellen »Wohltemperierten Gemälden« und zitierte dabei aus seinem Vortrag für die »thermische Gesellschaft des Lido«.

Dort, am winterlichen Lido, wurden erstmals die dalmatinischen Skizzen gezeigt und das Überleben des Malers im Schneesturm in allen Details ausgemalt. Der Salon war zum Zweck der maltechnischen Demonstration eigens abgedeckt worden, sodaß das Publikum, dem adriatischen Schneeregen schutzlos ausgeliefert, der Gemäldeenthüllung voll Ungeduld entgegenfieberte. Einige hatten sich schon vor Wintereinbruch dalmatinische Bildsequenzen applizieren lassen oder wenigstens ein Gemälde in Auftrag gegeben, das die Witterung auch im Freien entscheidend milderte. Die Glücklichen waren nicht zu übersehen, wie sie mit ihrem Gemäldeumhang ohne weitere Unterkleidung dampfend in der Lidogesellschaft standen. Keiner der herkömmlichen Stoffe konnte einen solchen wärmenden Schutz bieten, wie er der nackten venezianischen Haut unter da Fiesoles Leinwandkompositionen geboten war. »Weshalb Schafe schlachten oder Kamele jagen, weshalb teure Seehundfelle aus der gefährlichen Arktis herbeischiffen lassen, wenn ein echter da Fiesole mit wenigen Strichen und gefälligem Farbaufwand dieselbe Wirkung erzielt?« sagten sich viele. Ein Gemüsestilleben, einfach um die Schultern geworfen, konnte den Frost vergessen machen. Von der Gemäldeleinwand bedeckt, konnte man dampfend den Winter überstehen.

Ausschließlich da Fiesole beherrschte den dalmatinischen Stil in der originalen Wärmetechnik. Und dennoch verbreiteten sich Versuche, seine Kunst nachzuahmen, als Raubkopien der originalen Ornamentik, im umtriebigen Venedig mit großer Geschwindigkeit. Vor allem der norddeutsche und der polnische Textilmarkt wollten die erhitzende Malkunst der Venezianer in den nordeuropäischen Gefilden heimisch machen. Nicht wenige Kopisten des originalen da Fiesole machten sich daher in betrügerischer Absicht auf den Weg, um in ganzen Gemäldezyklen den Anschein originaler Temperaturmalerei zu erwecken. In den Frostländern war man wie verzaubert von den heißen Lasuren, die diese Mittelmeerbilder zu erhellen schienen, übermäßiger Dampf und ein deutliches Schwitzen der dargestellten Personen versprachen auch eine untrügliche Echtheit, die sich allerdings mit jeder Temperaturschwankung der Perspektive und jedem Flimmern der ölgesättigten Malereiluft als trügerischer erweisen sollte. Nicht selten hatten Nordseeprinzen unter empfindlichen Verbrennungen zu leiden, wenn sie ihre Dezembernächte auf einer da Fisole-Fälschung unter freiem Himmel im Tiefschnee nackt verbringen wollten. Andere wieder mußten erfrieren, weil die Flamme der Perspektive bereits wenige Stunden nach dem Firnisauftrag erloschen war. Meist waren die Fälscher des Dalmatinischen nicht mächtig und verwechselten dadurch ein Blumenmuster mit einer Deklination, die der echte da Fiesole akribisch aufzuzeichnen vermochte. Oft wurden wichtige Gegenmelodien zu den Schneeliedern vergessen, die den Karpaten-Schafen so gerne auf ihre Schafszunge gemalt wurden, sodaß zuerst die abgebildeten Schafe und dann der Betrachter derselben in rascher Folge eines qualvollen Erfrierungstodes starben: oder es begann schon unmittelbar nach der Gemäldenthüllung sehr intensiv nach gebratenem Fleisch zu riechen und man konnte schwer unterscheiden: Ist es der Betrachter, der hier gebraten wird oder sind es doch nur Teile der Schafsherde auf der sogenannten Segantini-Weide, die da Fiesole als das eigentlich dalmatinische Gemäldeterrain so gerne abbildete?

Das Mißtrauen der nordländischen Malereinarren begann allmählich zu wachsen, und nicht wenige dachten bald streng antivenezianisch, nachdem sie ihren Verbrennungen doch nicht erlegen oder aufgrund einer Augenschwäche unversehrt geblieben waren, während die jugendliche Braut in einem Atemzug beim Anblick des sogenannten italienischen Meisterwerkes bereits zu verkohlen imstande sein konnte. Die Hamburger, die Lübecker, auch die Dresdner gehörten zu den schmerzhaft Betrogenen. Und die Explosion des »Heiligen Antonius«, einer geschickten Fälschung des Antonello da Messina II, war nur der Beginn einer Reihe von Hitzekatastrophen im frostigen Norden der deutschen Gemäldeliebhaberei: Hannover ein Raub der Flammen, die versengten Haare der Prinzessin von Cleve bei der Betrachtung eines zweifelhaft erhitzten venezianischen Rosenkranzbildes, der Kurfürst unter einem einschlägigen Badefresko nahezu gekocht etc.!

Der ahnungslose da Fiesole beschäftigte sich unterdessen immer noch mit der »zumutbaren Geburtstemperatur« Johannes des Täufers in seinem Lukas-Zyklus oder dem fiebrigen Puls der Heiligen Magdalena unter dem Kreuz. Die malerische Darstellung einer wohlgeordneten Hitze und die gerechte Verteilung der Temperaturen unter Reichen und Armen oder unter Toten und Lebendigen war seine einzige Leidenschaft. Von der Gerechtigkeit der Farbe oder der Herstellung einer unter den

Augen des Betrachters aber auch unter dem Blick der Gemäldeaugen nicht gerinnenden Lasurenchemie, von all dem wurde er mit seiner malerischen Aufmerksamkeit verschlungen, während sich selbst in Venedig der gefährliche, sogenannte »deutsche Lärm« breitmachte, und dann – fälschlicherweise – einzig und allein gegen die Malkunst des da Fiesole gerichtet war.

Das unterkühlte Deutschland war in der ungewohnten und meist lebensgefährlichen Malereihitze der Venezianer in Aufruhr geraten, aber da Fiesole sorgte sich weiterhin ausschließlich um die Lebertemperatur des Heiligen Bartholomäus. Nürnberg war niedergebrannt und der adriatische »Gemäldebäcker« widmete sich ahnungslos dem »Ganzkörper in Kräutern«, einem Prinzessinen-Vollbildnis, liegend, ohne die geringste Spur von Transpiration, ganz im Gegensatz zu den heftigen Schweißausflüssen, die bei Kreuzigungsdarstellungen ja durchaus verbreitet waren. Dresden litt unter allgemeiner Austrocknung nach der Enthüllung eines venezianischen Kreuzgangs mitten auf dem Marktplatz, der eigentlich zur Abmilderung winterlicher Unbillen gedacht war. Doch da Fiesole war unterdessen tiefer denn je in die Erforschung der eigentlichen Lebenstemperatur im gemalten Leib eingedrungen. Auf der Suche nach der eigentlichen Quelle von Temperatur und Leben war er tief ins Innere der Gemäldefiguren vorgedrungen. Wo sollte das dalmatinische Muster am besten angebracht werden, in welcher Höhle des Kopfes oder des Bauches sollte unsichtbar tätowiert werden, um das Lebendige wohltemperiert vor Augen zu führen? Als er mit solchen Fragen auf den Lippen starb, war er seinen norddeutschen Verfolgern nur knapp zuvorgekommen. Sie hatten geplant, den hitzigen da Fiesole mit Hamburger Kobaltblau hinterlistig zu vergiften. Dies hätten adelige Familien aus Tschenstochau, denen von den venezianischen da-Fiesole-Fälschern noch viel größerer Schaden zugefügt worden war, niemals gewagt.

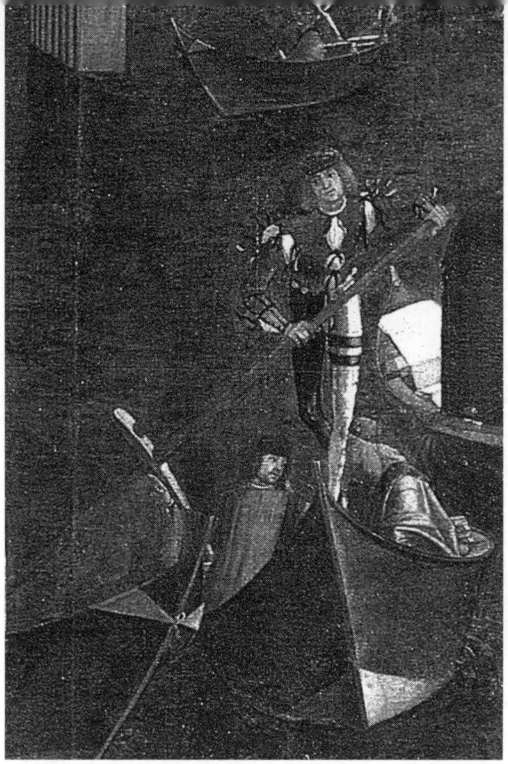

Girolamo Siepi

geboren 1480 in Parma
Cousin des Parmigianino
Schüler des Prospero Fontana
Erzfeind des Correggio, wahrscheinlich dessen Mörder
gestorben 1543 (?) in Venedig

Die Leiden der Märtyrer waren Tagesgespräch in Venedig. Nicht nur bei Abendgesellschaften, auch untertags, in der prallen Sonne, selbst unter den bunten Planen des Fischmarkts äußerte man sich besorgt über den Gesundheitszustand diverser Heiliger, über den Fortschritt ihrer Schmerzen und die letzte Todespein. Die bildliche Darstellung der Martyrien en detail war allerdings strengstens untersagt. Während sich die Schilderungen beim Salongespräch in detailverliebte Wundbeschreibungen verstiegen, ja selbst Schmerzensschreie sehr naturgetreu imitiert wurden, durften in den venezianischen Heiligenporträts keine Fleischwunden, keinerlei schmerzhafte Verrenkung und schon gar kein Anflug von Todespein sichtbar werden. Fröhlich und mit makelloser Haut sollten die Gemarterten auf Blumenwiesen stehen oder auf buntbemalten Floßen liegend im Wasser treiben. Manchmal durfte auch der Anschein schallenden Gelächters zumindest im Hintergrund erweckt werden. Katharina, singend beim Frisieren, Paulus bei der Morgentoilette oder Agnes beim Sonnenbad, mit blutroten Lippen und offenem Haar.

Ohne ein kompliziertes System von Märtyrer-Symbolen wären die Heiligen in diesem Zustand der verordneten Fröhlichkeit wohl gar nicht mehr zu erkennen gewesen. Doch es gelang der Malerinnung in Zusammenarbeit mit der ikonographischen Commission des Palastes, jenes umfassende Zeichensystem auszuarbeiten, das uns Grausamkeit und Folter, also all die den Heiligen zugestoßenen Peinigungen des Fleisches aus den Gemälden ablesen läßt. In ihrem harmlosen Bilderdasein trugen die unverwundeten Heiligen daher fast mikroskopische Zeichen ihres Schicksals an sich, kleine Partituren einer Leidensgeschichte, die sich aus kunstvoll applizierten Symbolen für den verständigen Betrachter ablesen lassen. Ausgangspunkt dieser venezianischen Zeichensprache »unter Bedachtnahme auf größtmögliche Exaktheit in der Darstellung des in Frage kommenden Leidens, auf daß kein einziger Schmerz dem Blick des Betrachters entgehe und die Unversehrtheit des Heiligenleibes dennoch gewahrt werde«, wie es der Commissionsbericht in aller Strenge gegenüber den Malern vorschreibt, war in jedem Fall das phönizische Mönchsalphabet.

Das rechte Ohr der heiligen Katharina, von den wohlgeordneten Haaren nur leicht bedeckt, läßt bei aller Geschmeidigkeit des Knorpels doch die Umrisse eines Folterrades erkennen, oder eines Zahnrades, sodaß sich im Inneren des Kopfes ein ganzes schmerzhaftes System von Räderwerken und Übersetzungen erahnen lassen könnte. Während sich die junge Frau mit ihren Blicken in der Schilfidylle von Torcello zu verlieren scheint, könnte hinter ihrer Stirn oder im Innenohr ein quälender Mechanismus, eine silberne Foltermaschine ihr Unwesen treiben, ahnt der Betrachter. Dann lädt auch das Geäder des linken Unterarms zur Entzifferung ein. Die Venenzeichnung verrät in griechischen Kürzeln das Datum des Martyriums, um nahe der Schulter gänzlich zu verblassen. Dort sind goldene Fäden in die Haut gewebt, an den Stellen, wo seinerzeit die verrenkten und geschundenen Arme abgerissen worden waren. Ähnliche Muster zieren den Hals der jungen Frau, soweit seine Haut noch durch die blutroten Locken hervorschimmert.

Als Meister der besten Katharinendarstellungen dieser Art, mit dem feinsten Goldgewebe und dem tiefsten Einblick in einen Kopfschmerz voll unberührter Schönheit, gilt zweifelsohne der junge Girolamo Siepi. Ihm waren die verschärften Bestimmungen in der Märtyrerdarstellung bald in Fleisch und Blut übergegangen. Mit seinen »Entwürfen zu einer geziemenden Symbolsprache unter der Heiligenhaut und zu einer genaueren Betrachtung der Konstruktion von Märtyrerschmerz im Inneren eines nach außen hin tadellosen und schmerzfreien Leibes, dem auch der fröhliche Sinn oder das Tänzerische nicht ganz fehlen sollten«, war er bald beispielgebend im malerischen Verbergen sehr abgründiger Grausamkeit. Viele seiner Anregungen wurden auch von der Commission in ihre »weiterführenden Richtlinien hinsichtlich des zulässigen und unzulässigen Blutkreislaufs im Heiligeninneren« dankbar aufgenommen. Siepi verwendete für Märtyrerhaut ausschließlich sienesisches Kalkweiß, selten Perlmutt, versetzt mit Karmesinpigmenten zur »Verlebendigung« und zur Untermalung heftigerer Bewegungen (z. B. beim Ballspielen oder beim Schreiben einer Bekenntnisschrift) mit einem frischen Rotschimmer. Dicht unter der Haut begann aber die eigentliche Malkunst des gefeierten Girolamo, dort, wo er sich des Venenblaus mit einem leichten Kobaltschimmer bediente, um in der eigens entworfenen Adernschrift historische Details und so manche Originalzitate über das Leben und Sterben der Heiligen zu notieren. Diese Venenmalerei zeichnet den frühen Siepi vor anderen venezianischen Kollegen aus. Die meisten hatten sich den ikonographischen Richtlinien nur ungern gebeugt. Es hatte zu lange schon als elegant gegolten, Heiligenwunden möglichst üppig und farbenfroh zu gestalten. Nicht selten griff auf älteren Tafelbildern der eine dem andern Leidenden in den blutigen Brustkorb, während ein dritter das linke Auge des zweiten mit einem Stoßgebet ins Feuer warf. Wer in solchen Motiven schwelgte, und das taten bis kurz vor Siepi nicht wenige, mußte die verordnete Austrocknung der Heiligenleiber, die ikonographische Schließung der Wunden und das maltechnische Erblassen der Hauptpersonen als unerträglichen Zwang empfinden. Die erwähnten ausführlichen Anleitungen zur Mechanisierung des Innenschmerzes wurden nur mit Mühe erlernt und oft sehr unbedacht verwendet. Zahlreiche Deformationen und unschöne Ausbuchtungen an venezianischen Heiligenkörpern dieser Zeit sind auf mangelnde Erfahrung im Umgang mit den Symbolimplantaten zurückzuführen. Vor allem hölzerne Leidensmaschinen, die im Vergleich zu kupfernen Mechanismen nicht so exakt, zum Beispiel in die Bauchhöhle, einzupassen sind, erzeugen in den tieferen Lasuren der Heiligengestalt Schwellungen, die bis zum Reißen der Leinwand und dem Zerplatzen des jeweiligen heiligen Bauches führen. Siepi hatte sich durch seine Folgsamkeit gegenüber der Commission nun sehr viele Feinde gemacht, die ihm außerhalb seines Ateliers nachstellen ließen. Von einer Entführung des jungen Malers ist zwar nichts berichtet, doch kann ein solcher Zwischenfall nicht ausgeschlossen werden, vor allem angesichts eines der letzten Ganzkörper-Selbstporträts von Siepi, in dem er sich nach der neuesten Manier als Heiligen Katharinus zur Darstellung bringt. Eine deutliche Deformation in der Unterleibsgegend läßt darauf schließen, daß von übelwollenden Konkurrenten die Transplantation eines althergebrachten hölzernen Katharinenrades vorgenommen worden war, die zuerst zu maßgeblichen Verdauungsstörungen und dann zum frühen Tod Siepis geführt haben muß.

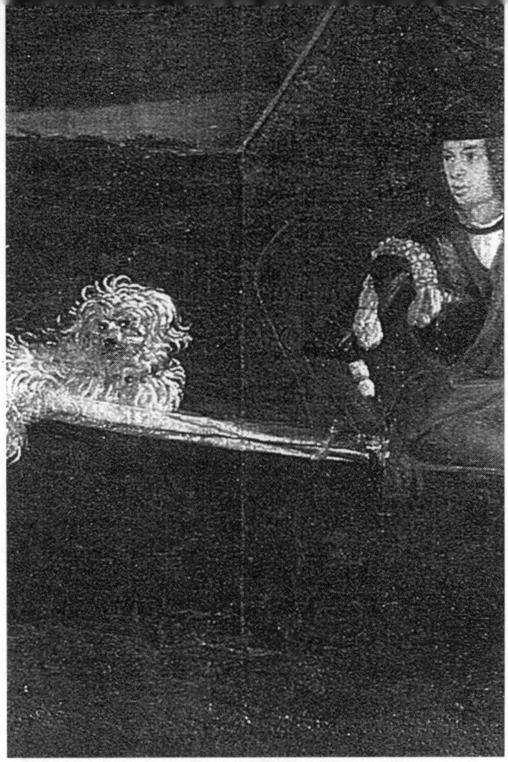

Francesco Maria Mazzola

genannt Parmigianino (→ Siepi)
geboren 1503 in Parma
(im selben Haus wie Siepi)
Schüler von Pierino del Varga
und Rosso
Wundmaler an der »Scuola dei Barberi«
gewaltsamer Tod am 25. November
1540 (Katharina von Alexandria)

Mariendarstellungen waren in der Blütezeit Venedigs wenig verbreitet. Der Heilige Markus hatte die Gottesmutter von den Tafelbildern verdrängt. Löwenköpfig sitzt er gemeinsam mit Joseph im Stall von Bethlehem, unter dem Kreuz vergräbt der schluchzende Johannes sein Gesicht nicht selten in der Mähne der Evangelisten-Riesenkatze. Nur als säugende Löwin ist die Mutter Jesu manchmal noch im Hintergrund zu erkennen. Savannenlandschaften wurden zum beliebtesten Ambiente in den Andachtsbildern. Antilopen oder Gnus, des Markuslöwen Lieblingsbeute, waren aus einem patriotisch venezianischen Gemälde kaum noch wegzudenken. Die Rettung Marias für die venezianische Malerei ist vor allem das Verdienst des Francesco Maria Mazzola. Er lehnte die afrikanische Fauna grundsätzlich ab und distanzierte sich von der überhandnehmenden Mode des sogenannten Löwenporträts.

»Der Doge hält seinen Kopf in den Löwenrachen des Heiligen Markus und bleibt unversehrt«, war ein beliebtes Motiv der Zeit, ähnlich wie »Der zürnende Evangelist zerfleischt einen unbotmäßigen Knaben« als häufige Freskodarstellung an den Wänden der Lateinschulen. Unbeachtet von seiner gänzlich afrikanisierten Kollegenschaft vertiefte sich Mazzola ausschließlich in die Reize des Marienlebens, erforschte all die Fährnisse, von denen in Legenden und Liedern gerne die Rede ist und befreite die Heilige Jungfrau wieder von all dem Raubkätzischen, das man ihr an den Leib gepinselt hatte. Diese savannengerechte Austattung rief nämlich unter den andächtigen und treuen Marienverehrern einige Verstörung, ja Furcht hervor. Jesu Kinderhaut mit Leopardenmuster und die Krallen der jungen Mutter, die Barthaare, das bedrohliche Zähnefletschen, die dunkelviolette Löwinnenzunge; diese Wildheit der Gebenedeiten erweckte den Anschein, als bestünde die Erlösung der Menschen einzig und allein im Ausweiden einer altersschwachen Antilope.

In Mazzolas Bildern atmet Maria hingegen keine Savannenluft, ihr Blick ist nicht mehr goldbraun jägerisch sondern dunkelblau wie die Lagune im Frühherbst, das Christkind spielt wieder mit Heuschrecken und zerbeißt keine Mäuse mehr. In einem Pinienschatten oder unter Oleanderbüschen lagern jetzt wieder Mutter und Kind, anstatt sich – nach Savannenbrauch – auf Affenbrotbäumen zu räkeln. Sei es die »Maria mit dem schwimmenden Jesusknaben« oder die »Maria, welche sich vom Christuskind in die Brust beißen läßt« (mit großer Sorgfalt ist in diesem Bild das Zusammenfließen von Blut und Milch ausgeführt) oder die »Maria, vom übermütigen Jesuskind über und über bemalt« (eine Reminiszenz an den Studienkollegen Veronese) oder die »Maria, welche den Kopf ihres ungehorsamen Sohnes unter Wasser hält« oder das Spätwerk mit der Darstellung der »Maria, welche ihr Neugeborenes in heißem Honig badet«, jede einzelne von diesen Darstellungen wurde zum vielverehrten Trostbild für alle katzen- und afrikascheuen Venezianer.

Markus oder Maria, Savanne oder Lagune, in diesen Widerspruch verstrickte sich das künstlerische Venedig immer mehr. Mazzola schuf in seinem großen Fleiß immer gewagtere Marienbilder und konnte dadurch der Markusbegeisterung und der schrittweisen Versteppung der Serenissima sehr wirkungsvoll Einhalt gebieten. Den beliebten Sandsturmapparaten stellte er Milchmaschinen entgegen. Bei den Marienverehrern war es außerdem verpönt, sich in Tigerfelle zu hüllen, mit Elefantenhaut bespannte Gondeln, eine Errungenschaft der Markusverehrer, wurden entschieden abgelehnt. Stattdessen vertiefte man sich in den gut befeuchteten Marienvierteln der Stadt mit ihren Rosenlauben und öffentlich zugänglichen schattigen Kinderkrippen – abseits vom Löwengebrüll und Antilopengetrampel des offiziellen Venedig – in den Anblick der Gottesmutter. Entsetzen erregten die Auswüchse der Markus-Malereien spätestens seit Francesco Guardis romantischem Versuch »Der Löwe Markus besteigt die Löwin Maria, um sie sich untertan zu machen«, doch weder das Skandieren des Rosenkranzes noch die

Ausbildung von Großwildjägern, die den Raubkatzen der Stadtverwaltung zu Leibe rücken sollten, konnten Abhilfe schaffen. Lustwandelnd in seinen künstlichen Savannengärten war der Doge für alle Proteste unzugänglich und betrieb darüberhinaus unbeirrbar seine Neuorganisation der venezianischen Streitkräfte. Die berühmte Flotte der Serenissima wurde im afrikanischen Stil umgerüstet: Statt der marianischen Galeeren (mit der bewährten Holzbrust) sollten die schwimmenden Elefantenherden des Heiligen Markus für die Sicherheit der Republik sorgen, zur großen Freude des türkischen Erzfeindes.

Mazzola und den Seinen blieb als Trost nur die andächtige Vertiefung in all die unbekannten Raffinessen des gottesmütterlichen Lebens. Die Mazzola-Schule wurde nicht müde, an versteckten Plätzen der Stadt perspektivische Landschaften einzurichten, wie zum Beispiel einen Fluchtweg nach Ägypten, der sich allerdings geringerer Beliebtheit erfreute, er war zu lang, die Lilienwiesen zu weitschweifig. Viel eher verlor man sich in den »Rosengängen der Jungfrau« oder den »Dornenwäldern im nordischen Stil«. Auch die »Veilchengrotte, ein Gang durch den duftenden Leib der toten Gottesmutter« war sehr beliebt, ganz zu schweigen von der »Himmelfahrtsmaschine«, die durch ein künstliches Vakuum schwerelose Zustände inmitten von Temperawolken, überspannt mit Azurleinwand ermöglichte. Aber auch in den hintersten Winkeln des gebenedeiten Gemäldeviertels der Stadt, im tiefsten Canareggio, gestaltete sich das Leben für Marienmaler gefährlich – trotz der Großwildjäger, die ihr Möglichstes taten, um dem Ansturm der Wildtiere Einhalt zu gebieten. Wenn man den Großteil des Tages auch mit der Hautpflege der Muttergottes oder der Säuberung des Jesuskindes verbrachte, wenigstens für einige Stunden mußte man die Andachtslandschaft verlassen, damit die Farben trocknen konnten. Die wütende Jungfrau vom Zerreißen ihrer Kleider oder der Verwüstung des Bildhintergrundes abzuhalten, war jedenfalls ein einfacheres Unterfangen, als sich ein paar Schritte unmittelbar vor das Andachtsbild zu wagen. Und wenn es noch so verführerisch war, mit der Maria am Strand zu liegen und in den Sternenhimmel zu schauen, sie, notdürftig in den berühmten Lourdes-Mantels gehüllt: Die Heiligengemälde und der in Öl oder Tempera colorierte Marienleib durften durch allzu viel Transpiration, diese zersetzende Menschenfeuchte, auf keinen Fall Schaden erleiden. Eine Nacht in Marias Betstube zu verbringen war selbst für den Maler ausgeschlossen, sodaß sich zahlreiche Marienverehrer spätnachts durch die Straßen schlichen und dem Heiligen Markus mit seinen wilden Tieren dabei schutzlos ausgeliefert waren.

Nur so läßt sich auch das Verschwinden des Francesco Maria Mazzola erklären. Nach langem Zögern hatte er das Tempelbett der Gottesmutter doch verlassen und sich – noch mit den Engelsfarben an den Händen – in die kalte venezianische Nacht hinausgewagt. Auf seinem Streifzug ist er dann, wie es heißt, von einer afrikanischen Bestie in Stücke gerissen worden.

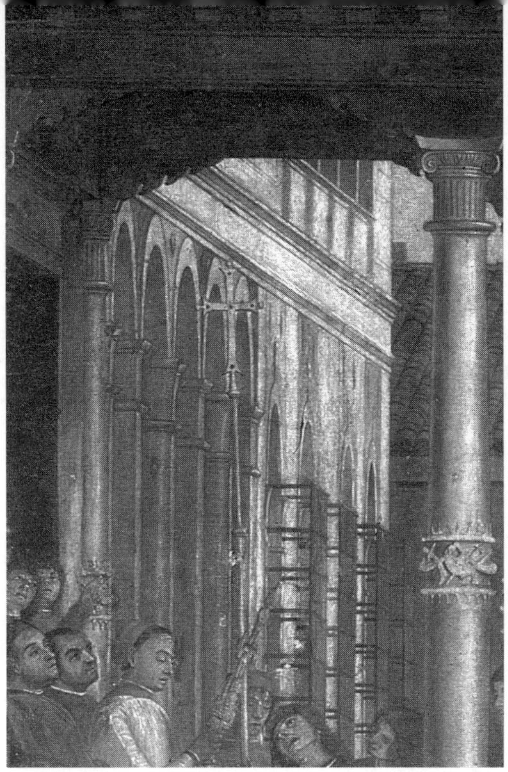

Tiepolo

eigentlich Luca Buon-Aventura
nicht zu verwechseln mit dem Würzburger Auftragsmaler späterer Zeit
geboren 1527 in Moneglia bei Genua
Schüler von Giovanni Cambiaso und Pierino del Vaga
allgemeine Mechaniklehre
unter dem Einfluß der »Scuola dei Gravitatori«
gestorben 1580 in Venedig

Auch Tiepolos »Litanei der schlafenden Heiligen« ist auf rasche Bewegung hin angelegt. Diese innere Beschleunigung, die auch heute an den wehenden Haaren der Schläfer abzulesen ist, entspricht genau den Vorgaben der »Gravitationsmanier«, einer in Venedig sehr populären Darstellungsweise. So wurde alljährlich unter großer Anteilnahme der Bevölkerung, der Gesunden, und besonders der Lahmen, ein Gravitationsmeister unter den Farbenkünstlern prämiert. Wer durch perspektivische Physik seine Figuren zwischen Zentrifugal- und Zentripetalkräften so plazieren konnte, daß die Menschenkörper zwar noch nicht in die Luft gerissen aber doch merklich um ihre Schwerkraft gebracht schienen, wer das spezifische Gewicht der Nackten und Verkleideten in der Landschaft soweit erleichtern konnte, daß sie sich nicht in den Waldboden bohrten sondern zwischen den Margeriten leichtfüßig dahinschwebten, dem war am hohen Festtag der Gravitation Anerkennung sicher.

Auch Tiepolo wetteiferte mit seinen hochphysikalischen aber doch farbenfrohen Litaneigemälden um die Gunst der Schwerkraftliebhaber. Sein »ertrunkener Sebastian« dreht sich unauffällig um die Achse des linken Brustpfeiles und nimmt die umgebende Flußlandschaft mit den badenden und den weinenden Frauen durch ein fast unmerkliches Drehen in seine Bewegung mit. Bei näherem Hinsehen ist auch jener untrügliche Gravitationswind in den Baumkronen zu beobachten, der die Schwerkraftmalerei des vorbarocken Venedig besonders auszeichnet. Man war bemüht, die weitschweifigen Kräfte der Landschaft und vor allem die träge Masse der venezianischen Gewässer so in die Perspektive zu bannen, daß »weder dem Gesunden noch dem Kranken der Boden jemals wieder schwinden möge«. Demnach sollte dann die Gravitationsmechanik um einen perspektivisch festverankerten aber malerisch geschmackvoll verhüllten »Perspektivnabel« arrangiert werden, wobei sich diese Mittelpunkte oft in großer Entfernung von Bild und Betrachter selbst befanden. Der Perspektivnabel von Giorgiones »kochendem Schwan im Hause der Maria von Magdala« war weit außerhalb des Gemäldesaales in einem Blumenbeet angesiedelt, entsprechend weitschweifig entwickelten sich die Landschaftskräfte für den Betrachter, und der Flügelschlag des erwärmten Tieres ist bis heute von vernehmbarer Lautstärke. Doch waren solche ausladenden Lösungen nur in der Anfangszeit der Schwerkraftkunst gebräuchlich, Giorgione gehörte zu den frühesten Perspektiv-Physikern in der Ölmalerei. Er trug auch als einer der ersten den Titel des Gravitationsmeisters, bis er von der verfeinerten Technik seiner Kollegen überflügelt wurde.

Unter ihnen hatte es Parmigianino zustandegebracht, den Gravitationspunkt der Gemälderotation näher an das Bild heranzuführen, ohne die Beschleunigung der Farben und Umrisse gänzlich ausufern zu lassen. Meist konnte der Drehpunkt, der »optische Nabel«, schon direkt in den Betrachter eingezeichnet werden, was die Schärfe der Umrisse und die Lesbarkeit des Bildes noch um ein wesentliches zu steigern vermochte. Ein Nadelstich in den Hinterkopf und Parmigianinos Landschaftsfarben beginnen auch heute noch silbrig zu glänzen, Elfenreigen umschwirren den Kopf, und Weinlaub fliegt ins Gesicht, um sogleich wieder im bukolischen Vordergrund des Gemäldes »Jesus im Schafspelz« zentripetal aufgesogen zu werden.

Mit wehenden Haaren stand man am damaligen Gravitationstag gerne vor Parmigianinos neuestem Werk und sollte auch in den nächsten Jahren von seinen »Schwerkraftskizzen unter besonderer Berücksichtigung des Betrachterkopfes als Kugel nebst einem Hinweis auf die richtige Verwendung der Gravitationsnadel« sehr angetan bleiben.

Erst Tiepolo war es dann gelungen, das Drehmoment mitten im Gemälde zu verankern, manchmal im Auge einer Heiligen, manchmal im Einschußloch einer Muskete oder eben um den Marterpfeil des heiligen Sebastian. Wer vor diesen Gemälden steht, empfindet sogleich den ganzen eigenen Kopf oder beide Augen, manchmal auch das erleichterte Herz als Trabanten der Tiepolo-Komposition. Die frühe Zentrifugalmalerei eines Giorgione und Parmigianinos erfolgreiche zentripetale Versuche konnten mit dieser Perspektivtechnik erstmals überzeugend vereint werden. Je unbeweglicher sich das Gemälde offenbarte, desto vollkommener waren Käfte und Gegenkräfte ineinander verwoben, wobei sich die wirkliche Tragfähigkeit der Perspektivenphysik erst nach vielen Jahren erweisen konnte. Nicht wenige Maler wurden gleich Tiepolo als Gravitationsmeister umjubelt, bis das vermeintliche Meisterwerk oft Jahre später aufgrund einer perspektivischen Kräfteverrückung zusammenbrach. Schlummernde Hirten konnten in Stücke gerissen werden, Ochs und Esel der Weihnachtskrippe wurden nicht selten an bethlehemische Felswände geschleudert, so mancher Heiligen wurden von Gemäldeböen die Kleider vom Leib gerissen und ihre fromme entblößte Gestalt zu Boden geweht. Schon die geringste Störung des Gleichgewichtes, etwa durch allzu dünnhäutige Lasuren oder die Verrückung der Perspektive in einem zu stark verdunkelten Windschatten, konnte den Zusammenhalt von Körper- oder Geländeteilen nachteilig beeinflussen. Ebenso konnte durch eine fälschliche Überlagerung der inneren Farbkräfte die gesamte Malerei vom Schlund der Schwerkraft geschluckt werden, sodaß nur noch ein tintenschwarzer mikroskopischer Fleck an der Salonwand von dem verschwundenen Perspektivgemälde zeugte. Manche unglückliche Betrachter sollen mit dem eben noch betrachteten Farbenwerk in das mechanische Nichts, in den Abgrund der Physik hineingezogen worden sein. Das Gleichgewicht der belebten und unbelebten Körper, ob in Tempera- oder Öl- oder gar Kreideidyllen, mußte, wie bei Tiepolo, so ausgewogen sein, daß Wetter oder Gezeiten, ja selbst all die Regungen von warmblütigem und kriechendem Getier sich in die Gesamtrechnung der Perspektive einbeziehen ließen. Daraus erklären sich die Gewichtstabellen von Vögeln aller Art, die Fall- und Flugbeschleunigungskurven des stürzenden Nepomuk oder der geworfenen Genoveva, die in venezianischen Malerkreisen damals in hohen Auflagen kursierten, auch die ersten Wetterkarten wurden im Kreise der Gravitationsmaler ausgearbeitet, mit großem Erfolg über die Handwerkskunst der Perspektivenphysik hinaus. Das läßt sich auch daran ablesen, daß nicht nur das Wasser der Lagune seit der Abhaltung von Gravitationstagen spürbar leichter geworden ist und einen stürmischen Grünschimmer aufweist. Auch die Venezianer haben größere Sicherheit in der Fortbewegung gewonnen. Dank der Gravitationsbilder mit ihrer perspektivischen Schwerkraftkunst, die den Betrachter auch heute noch farbenfroh durchdringt, ist seit der Renaissance kaum ein Venezianer zu Boden, geschweige denn ins Wasser gefallen.

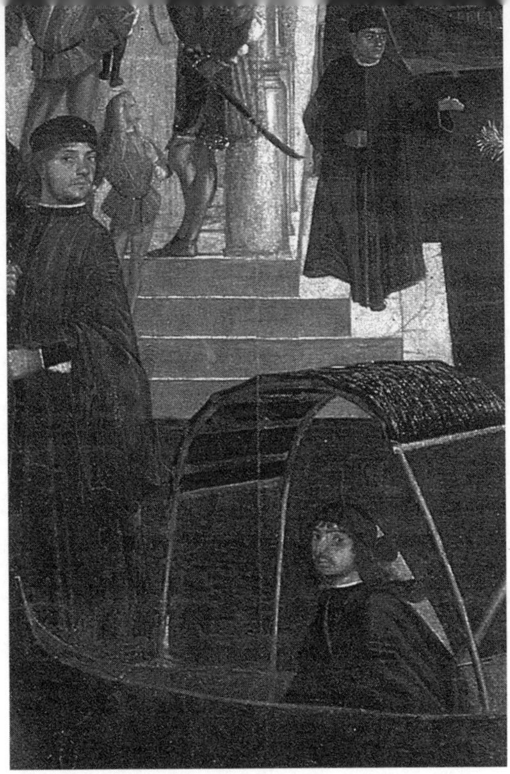

Stefano Bonincini

geboren als Lorenzo Lotto 1527 in Puria di Valsolda,
nicht zu verwechseln mit dem eigentlichen aber angeblichen Lorenzo Lotto (→ Lorenzo Lotto)
gestorben 1585 in Venedig

In seinen Porträtsitzungen, vor allem während der Wintermonate, verstand sich Stefano Bonincini auf den gefährlichen Eitemperaschlaf wie kein anderer. Weder Kobaltöl noch Hyazinthensäfte, nicht einmal karibische Muschelmilch können Schlaf oder eher Bewußtlosigkeit so rasch herbeiführen. Doch weniger die Tiefe als die Dauer der Ermattung machte die Malweise Bonincinis für die Damen so gefährlich. In seinem Atelier sollen schlafende Frauen zuhauf gelagert worden sein. In säuberlichen Stößen waren jeweils von einem Winter zum nächsten eingeschläferte Kammerfrauen genauso aufgeschichtet wie Prinzessinnen oder, in einer eigenen Abteilung, deren Hunde. »Nur den Schlafenden ist ein Gesicht zueigen«, kann man in Bonincinis Gemäldeprotokollen nachlesen: »Wer die Augen aufschlägt, kehrt das Innerste zuäußerst. Nichts ist so geschlossen, wie ein Gesicht. Wer die Augen aufschlägt, reißt Löcher in die Haut, wer die Augen aufschlägt, zerstört das Gesicht – wer will schon einen Sack mit Löchern, und sei er noch so zierlich geformt?«, rechtfertigt der Maler seine Leidenschaft, die den Eingeschläferten zwar Monate ihres Lebens gekostet, der Malkunst aber unvergleichliche Schlafbilder geschenkt hat. Schon der jugendliche Stefano hatte zu Studentenzeiten versucht, nächtens bei den schlafenden Venezianerinnen einzudringen, doch kam die Schläferin mit ihrem Schreckensschrei der Vollendung des Bildes stets zuvor, wenn sie aufwachte und des malenden Unbekannten ansichtig wurde.

»Wer um die Vollkommenheit seines eigenen Schläfergesichtes wohl unterrichtet wäre, könnte niemals auch nur ein einziges Auge, geschweige denn den Mund zu öffnen versuchen. Doch allmorgendlich zerstören sie alles, besonders die Frauen – die doch zum Tiefschlaf wie geschaffen sind –, um zu sehen, um was zu sehen, um Gesichter mit Augenlöchern zu sehen, Säcke mit Löchern, und seien sie noch so zierlich geformt«, notierte Bonincini häufig an den Rand seiner Skizzen.

Nachdem die herkömmlichen Betäubungsmittel, die man den Ölfarben beizumengen pflegte, nur eine Verlangsamung der Bewegungen hervorriefen aber keineswegs den von Bonincini einzig gewollten Tiefschlaf, entschied er sich endgültig für Eitempera. Er wußte um die Gefahren dieses modernen Gemisches, er wußte, daß Botticelli schon bei der ersten Grundierung seines Apfelporträts in einen gesundheitsschädlichen viermonatigen Schlaf gefallen war, er wußte, daß bei längerer Schlafenszeit die Augenlider – wie bei Grottentieren – gerne miteinander verwuchsen, er wußte, daß sich in den Ohrmuscheln möglicherweise moosige Ablagerungen bilden würden, die auch die Wangen gerne mit grünlichem Schimmer überzogen. Mit seinem Wahlspruch »Besser moosichte Ohren als blaue Augen, besser Staub auf den Wangen als eine rote Zunge« pflegte Bonincini solchen Befürchtungen aber schroff entgegenzutreten.

Zum Schutz vor den Eitempera-Dämpfen hatte sich der Porträtist eine weiße Kapuze anfertigen lassen, die ihn während der Malstunden jener Dunstwirkung widerstehen ließ, der seine Damen in kurzer Zeit zum Opfer fallen mußten. Die Frauen schliefen und Bonincini malte, die Frauen schliefen tiefer und befanden sich am Rande ihrer ersten Bewußtlosigkeit, der Porträtist porträtierte heftiger, sie wurden blasser, er colorierte in den freundlichsten Farben, ihnen legte sich ein grünlicher Schimmer übers Gesicht, Bonincini schwitzte unter seiner Eitempera-Porträt-Kapuze. An sonnigen Tagen schulterte der Maler nicht selten eine seiner schlafenden Frauen, um sie in der frischen Landluft für ein naturromantisches Porträt auf einer Weide oder auf einem Hausdach zu drapieren. Je heißer der Sommer, desto gewagter erschienen Bonincinis Experimente: In Astgabeln, auf galoppierenden Pferden, in überfüllten Hühnerställen, überall wurden die schlafenden Bonincini-Frauen malerisch verteilt und der Meister selbst, mit seiner unverwechselbaren Kapuze, stand unweit daneben, in seine Malerei vertieft, vielleicht mit einer Ultramarin-Kanzone auf den Lippen. Oft legte er gleich mehrere seiner Tiefbetäubten in langen Reihen auf einem Felsengrat oder am stürmischen Herbststrand aus, manchmal band er sie auf Kuhrücken und ließ sie gemächlich durch die Landschaft tragen, abends legte er sie oft in fest verschnürten Paketen ins Lagunenwasser, um sie frühmorgens beim Trocknen zu konterfeien.

Von all dem hatten die »Donne di Stefano«, wie sie bald mit einer gewissen Ehrerbietung genannt wurden, keine Erinnerung, wenn sie im Frühwinter zum Entsetzen des Malers ihre Augen aufzuschlagen begannen um sich »die Innenfarbe des Gesichtes wohl unter Zuhilfenahme des trügerischen, ja verderblichen Kerzenlichts in der Adventzeit aufzufrischen, aber eigentlich zu verderben«. Das Eindringen von Licht, vor allem von Kerzenlicht durch die Augenlöcher in den Innenkopf, ja »bis ins Herz des Kopfes« (Leonardo da Vinci an seine blinde Schwester), mußte das Gesicht für einen Porträtisten wie Bonincini unkenntlich machen. Und nicht nur für ihn. Tatsächlich konnten die meisten seiner »Prinzessinnen im Tiefschlaf auf der Weide« als wirkliche Gestalten nicht mehr identifiziert werden. Man erahnte das eine oder das andere Nachtabenteuer, monatelanges Verschwinden wurde gerne mit einer bonincinischen Schlafmalereisitzung erklärt, aber der Porträtist selbst war nicht imstande, die mögliche Schlafkandidatin wiederzuerkennen oder eine unerklärte längere Abwesenheit zu rechtfertigen. Wache Gesichter zu sehen, die munter fragenden Mädchen mit aufgerissenen Augen, mit den nassen und bunten Pupillen, wurde für den Meister zusehends unerträglicher. Man sah ihn oft, wie er fluchtartig mit geschlossenen Augen die Kanäle durchschwamm oder gar, mit der übergezogenen Kapuze, ausgedehnte Tauchgänge im Lagunenwasser unternahm, nur um kein Lachen zu hören oder ein Hören durch das Ohrenloch zu sehen oder dem Schauen durch geöffnete Augenlöcher zuschauen zu müssen.

Zuletzt war auch der eigene Kopf dem Stefano Bonincini unerträglich geworden, der Lichteinfall, ja der Lufteinfall erschreckte ihn, und vor allem die eigenen Gemälde erwiesen sich bald als äußerst unangenehm in ihrer Sichtbarkeit. Kopfgemälde oder Malerein auf der Innenseite der Menschenhaut, nur das wollte sich der Maler noch erlauben. Geschlossenen Auges sollten Bilder für Menschen mit geschlossenen Augen deshalb nicht außen, sondern innen sichtbar sein, höchstens aber an der Oberfläche der Haut. So kann es nicht verwundern, daß Bonincini erst eingeschnürt in seine Unterwasserleinwand am Grunde des Lagunenmeers seine Ruhe gefunden hat, auf der Suche nach dem unsichtbarsten Bild und versenkt von seinen unbekannten Gemälde-Gefährtinnen im Tiefschlaf.

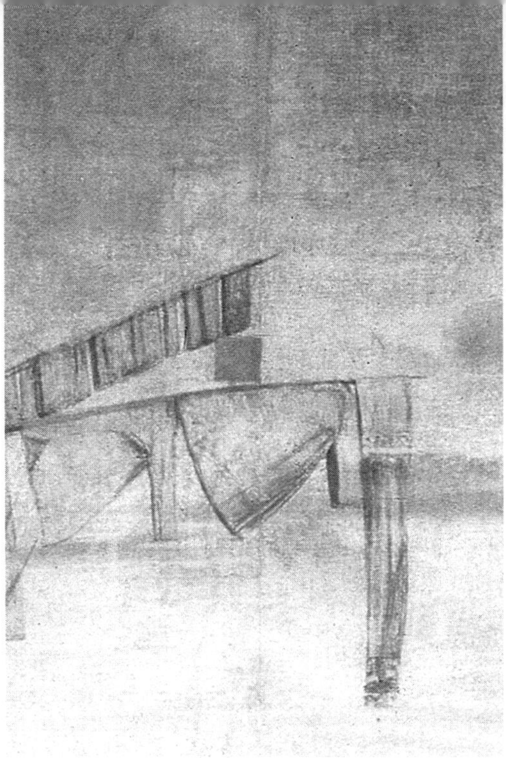

Tizian

als Tiziano Vecellio 1477 oder 1487 in Pieve di Cadore geboren
Schüler von Zuccato, Gentile und Giovanni Bellini, Giorgione sowie Pesennio (→ Bellini, Giorgione, Pesennio)
als »Kaisercolorist« aus Venedig verbannt, dann rehabilitiert
1576 (oder 1586 ?) in Venedig gestorben

Das Flimmern in den Augen der »Heiligen Cäcilia von Mirandola« rührt vom Schirokko her, nicht etwa von einer Frühform des Vibratos. Sauerstoffturbulenzen, unübliche Luftgemische, Fall- und Sturzwinde wehen durch alle Gemälde der Zeit, nicht nur durch die tizianischen, obwohl Tizian durchaus als Freund des Vibratos gilt. Doch selbst er, der heimliche Sänger, fühlte sich der Luft-Technik oder der Wind-Chemie eher verpflichtet als den vielfältigen Kopftontechniken. Die Gemäldeluft flimmert also keineswegs durch eine Stimmeinwirkung, auch nicht wegen einer Überhitzung der unteren, im Bild nicht sichtbaren Gliedmaßen auf dem lodernden Scheiterhaufen, sondern tatsächlich unter der Einwirkung des typisch venezianischen Schirokko. Vor allen Hintergrundlasuren müsse der Wind im Vordergrund gemalt sein, ob als durchkomponierte herbe Böe oder lauwarme Abendluft, vor der Hautmalerei müsse die Luft schon da sein, die darüber streicht, vor der Lunge müsse der Sturm komponiert werden, der dieser Lunge den Atem nimmt, wußten die Bilderkünstler. Und durch die Windströmungen müsse der Maler dann mit seinem Konturenstab oder Perspektiveisen hindurchzeichnen und -malen, um wiederum zur windstillen Leinwand zu gelangen und dann erst die eigentliche Farbe aufzutragen.

So schrieb es der »strenge Stil« vor. Malen sei auf venezianisch ja nicht weniger als das »Tauchen der Hände im Wind«, in welchem der vielen Winde auch immer: Denn das Venezianische kennt einige Dutzend Windesnamen, und das richtige Benennen des Windes wird bereits den Kindern eingeübt – noch vor den ersten Ruderschlägen oder Tauchtempi; ganz zu schweigen von der passenden Atemtechnik, die jede einzelne Windart dem Atmenden abverlangt. Wer in eine plötzliche Südsüdwest-Böe hineingerät, sie nicht erkennt und daher auch nicht die passenden atemtechnischen Maßnahmen ergreift, hat bald den Geschmack von Essigsäure oder Vogelspeichel in den Lungen. Die vielfältigsten Verirrungen des Luftappetites ereignen sich auch in anderen fremdartigen Winden, bis hin zu ernsteren Luftgefahren, ja bis zum hilflosen Ersticken in einem unbekannten Wind.

Umso leidenschaftlicher betrieb man im damaligen Venedig die Durchdringung des Unsichtbaren mit Hilfe ebenso unsichtbarer doch hörbarer Namen und rüstete sich in den »grammatischen Segelkammern« zum Flüstern oder Rufen der zahlreichen Windsnamen. Jene waren mit scharfgeschneidertem Pazifikleinen ausgekleidet und hatten den Grundriß eines Menschenohrs. Denn wo, wenn nicht in den akustischen Windungen des Namenszimmers in Ohrenform, sollten die Windsnamen zu erforschen sein? Erst nach ausführlichen Ventilationen in derartigen Namenszimmern, auch Segelkammern genannt, konnte der junge Venezianer ohne größere Gefahr an die frische Luft gebracht werden, um später seine erste Seidenbarke zu besteigen.

Häufige Windsnamen sind auch heute noch im Italienischen gebräuchlich. Seltenere Böen- und Fallwind-Eigennamen können in den einschlägigen »ventilatorischen Namenstabellen«, einer Edition der meteorologischen Sektion der Admiralität, nachgeschlagen werden. Die »lungentechnische Veranstaltung für angehende Venezianer« ist in ausführlichen Fußnoten beigegeben, es handelt sich um atemtechnische Details, die auch heute noch für die Bildbetrachtung von hohem Wert sind. Nicht wenige kunstsinnige Menschen sind auch in neuerer Zeit beim Anblick bestimmter Tizians oder Veroneses in Atemnot verfallen, in eine untrüglich venezianische Atemnot, die wohl mit den Windlasuren und ihrer betrachterischen Nichtbeherrschung in Zusammenhang steht. Schließlich mußten auch die Malereleven ihren Kurs in der pazifischen oder mindestens mediterranen Windkammer absolvieren, auch ihnen waren die Windsnamen zur »Beförderung des rechtmäßigen Gemäldewetters« bis ins Detail vertraut. Und die Auswahl des richtigen Windes für das richtige Bild, die Entscheidung für die eine bestimmte

Farbenluft war Zeichen für die jeweilige Meisterschaft des Künstlers schlechthin.

Südwinde waren besonders bei Liebesszenen angeraten, doch bestimmte hier die Qualität und der Name der Böe den Erfolg der Liebesdarstellung. In den tieferen Nuancen des Bildes waren schon im Blickwechsel der Konterfeiten, an ihrem Zungenschlag und der Lippenwölbung die Namen der Winde ablesbar, denn so wie in der ganz alltäglich venezianischen Welt, pflegte man sich auch innerhalb der Gemälde gerne mit dem Austausch der ausgefallenen oder besonders attraktiven Windsnamen zu beschäftigen. Dasselbe gilt für erfolgreiche Kampfhandlungen oder eine Schiffsversenkung, die entsprechend der Meisterschaft des Gemäldepatrons mit einem bestimmtes Potpourri von Überfallswinden oder hinterhältigen Schirokkos übermalt wurden.

Nicht nur Tizian hatte seine Kunst in der Windmalerei und vor allem in der Gegenwindkunst beweisen können, doch wenige waren so wie er in die Nuancen der Luftanatomie eingedrungen, die doch viel mehr ist, als nur die Oberflächenbeherrschung der atmenden Welt. Die Nordwindlasuren für gewittrige Kreuzigungsgruppen oder feuchte Südwinde vor dem Windschatten der holländischen Maria Magdalena (sie ist auch auf urvenezianischen Darstellungen durch ihre aufdringliche Amsterdamer Spitzentracht unverkennbar), all das gehörte zur selbstverständlichen Maltechnik der hochvenezianischen Zeit und sollte weit darüber hinaus die Kunst des Sichtbaren und die »Atemfrische der Welt«, nicht zuletzt in mundhygienischer Hinsicht, beherrschen. Es ging also tatsächlich auch um eine mundhygienische Spielart der modernen Medizin.

Windbeherrschung und Malkunst waren bald untrennbar miteinander verbunden. Keine Malschule ohne die ausführlichste Unterrichtung in der Windschule, keine Farbennamen ohne die Kenntnis der heimlichsten Böenwinde mit Vor- und Nachnamen. Keine professionelle Lasur ohne das Wissen um die unabdingbare atmosphärische Anatomie, die auch für die Betrachtung in immer feineren Nuancen vorausgesetzt werden wollte. Und vor allem kein einziges malerisches Windzitat ohne das Wissen um die genauere anatomische Auswirkung der jeweiligen Lufterscheinungen.

In den Malschulen war es zum Brauch geworden, einander mit besonderen Windsnamen zu bezeichnen. Der entsprechende Wind wurde als Merkmal der Malerei bald wichtiger als die Farbchemie. Der Sinn jeder Kontur und Colorierung war vor allem von der Windrichtung bestimmt. Erst darin offenbarte sich das unverwechselbare Schicksal der Dargestellten; und zwar um einiges deutlicher als in den gemäldetechnischen Raffinessen, die ja ohnehin nur in den Wind gemalt, in die eindeutig colorierte Wetterschattierung hineingezeichnet sein wollten. Es ergibt sich aus der Strenge der venezianischen Meteorologie und der Verpflichtung zu unbedingter lufttechnischer Exaktheit, daß auch die gebräuchlichen Menschennamen mehr den Klang der Windsnamen annehmen wollten, vor allem bei Malerkindern und solchen, die sich schon früh dem Schicksal der »Bilderei« – wenn auch von ungefähr – verschrieben hatten.

Ward der Windsname zum Decknamen des mitten in malerische Winddarstellung hineingeborenen Kindes, oder konnte vielleicht der Neugeborene selber nur durch das Memorieren jenes besonderen Windsnamens, der ihm schon in der Geburtsluft unablässig entgegenwehte, sein Leben erhalten? Eine Geburt ohne Gegenwind wurde im damaligen Venedig immer seltener, manche Geburten konnten nur aufgrund von jeweils günstigen Windverhältnissen vonstatten gehen. Kein Rückenwind aus dem Mutterbauch. Meistens war ohne eine bestimmte Südsüdost-Brise an ein unbeschädigtes Geborenwerden kaum zu denken. Viele junge Mütter warteten von Woche zu Woche auf günstige Windverhältnisse, um ihre Leibesfrucht tatsächlich in wohlmeinende Lüfte entlassen zu können, und benannten die frischen Menschen aus Dankbarkeit meist nach dem jeweilig günstigsten Geburtswind, ähnlich den Malern, die mit ihren Farbenkünsten untrennbar in die Windkunst und die Luftanatomie verstrickt waren.

In der mediterranen, vor allem aber in der besser geführten pazifischen Windsschule benannte man sich gegenseitig gerne nach jenen Lieblingswinden, die auch für das zukünftige Malerleben bestimmend sein sollten. Es ist daher kein Zufall, daß in Veroneses Gemälden ein unverwechselbarer Widerschein des veronesischen Westnordwest-Windes zu bemerken ist, nachdem er sich schon vor seiner eigentlichen Zeit als Windschüler dieser einen Windrichtung verschrieben hatte, um sie von Bild zu Bild immer vollkommener darzustellen. So ist der Malername gleichsam ein meteorologisches Geheimwort, das die kleinsten Details über das jeweilige Farbenwetter, die Lufttemperatur und die Windgeschwindigkeit sowie den jeweiligen Himmels- oder den Nässewinkel der Perspektive verriet.

Auch der Name »Tizian« ist der Name eines ausgezeichneten Windes, den auch Veronese gerne verwendete. Selbst der scheue Pesennio bezeichnete sich in stürmischen Herbstmonaten gerne mit »Tizian«. Wer mit derartigen Luftverhältnissen vertraut ist, kann vermeiden, daß scharfe Brisen unvorbereitet in den Schlund wehen oder daß monsunische Erstickungen beide Lungenflügel überfallen, nicht unähnlich dem herkömmlichen Atemschicksal unter den Bedingungen des Schirokko, der schon vielen älteren Herren am Comosee das Fürchten gelehrt hat.

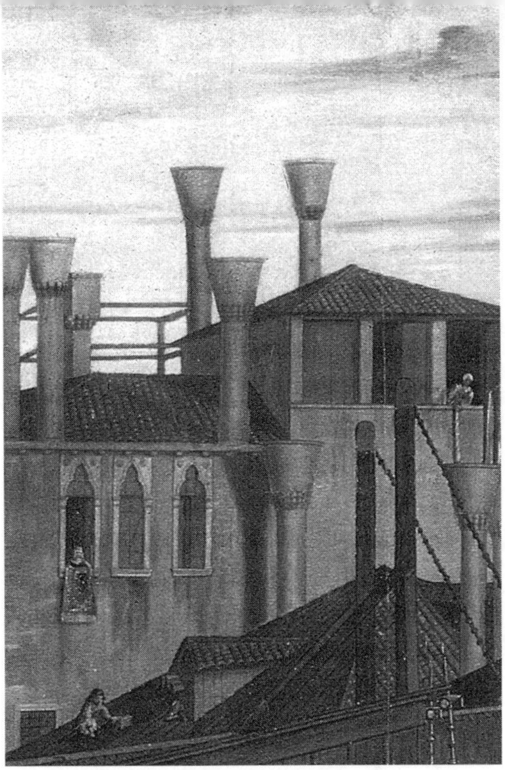

Cesare Martinelli

geboren 1509 in Volterra
Schüler des Sodoma, der Beccafumi-Mutter des Peruzzi und der Jungfrau Daniela (Dalmatien)
gestorben als Nichtschwimmer 1565 in Venedig

Wer in der Perspektive lebt, der kann sich ungewöhnlicher Organzustände oft nicht erwehren. Sei es das herkömmliche Schwindelgefühl beim Anblick eines proportional zu klein geratenen Auges oder die »Magenvolte«, wenn ein Gewässer im Bild seiner natürlichen Größe nicht entspricht und die Ölmalerei geradezu überschwemmt. Oder es verkürzen sich die Beine, wenn der Horizont steil abfallen soll, und wirken aufgeschwemmt in der dünneren Luft der Schräge. Manchen wird wiederum die Zunge schwer, wenn das Senkrechte zu sehr in den Kopf steigt und sich schlecht gewogene Farben auf den Geschmack legen. Großangelegte Malereien verringerten gewöhnlich das Gesundheitsrisiko für den Maler, weil Verengungen und radikale Vekleinerungen ja vermieden werden konnten, erst beim Vordringen in den Hintergrund konnten Verzerrungen oder überzeichnete Himmelswölbungen gesundheitsschädlich wirken. Anatomisch deckungsgleich vor dem Gemälde zu stehen, nicht zu nah, aber nicht gänzlich abseits, bringt auch heute noch das geringste Risiko mit sich.

Wer es aber wagt, den Kopf ins Bild, also hinter die perspektivische Oberfläche zu halten, erleidet durch die Tiefenwirkung mit ihren verführerischen Verkleinerungen oft gefährliche Deformationen und ist in vielen Fällen kaum mehr wiederzuerkennen. Die Einführung kleinformatiger Tafelbildserien, wie sie zuerst im Piemont, dann aber auch bald in der venezianischen Schule gebräuchlich wurden, brachte für die Malerzunft ganz neue Gefahren der »prekären Anatomie« mit sich. Gerade kleinfigurige Darstellungen, deren »Filigranhorizont« gleichsam aus dem Augenhintergrund einer Raubkatze entgegenflimmert, erzeugen Schrumpfungen in den Malerkörpern, die im Verlauf einer längeren Karriere nachhaltige Verwachsungen mit sich bringen können. Schon früh hatte man daher versucht, die Organe der bildenden Künstler vor perspektivischen Deformationen, vor allem den gefürchteten Verkürzungen, zu schützen, oder wenigstens Apparaturen heranzuzüchten, die der schmerzloseren Einübung in diese Malerkrankheit, die ja eine Verkleinerungskrankheit war, dienen sollte. Vor allem der Differenz zwischen dem herkömmlichen Körper des Malers und der von ihm entworfenen, geometrisch notwendigen Statur eines Zwergenmenschen im Gemäldehintergrund wurde große Aufmerksamkeit geschenkt.

Welches organische Wechselspiel muß vor sich gehen, um eine gemalte Person in vierfacher Verkleinerung und doppelter Horizontverzerrung dennoch im Gleichgewicht zu halten und für den Betrachter immer noch den Eindruck zu erwecken, es gehe – zumindest oberfächlich physikalisch – doch mit rechten Dingen zu? Über welches Innenleben verfügt eine Perspektivgestalt überhaupt, wie könnte die Vedauung eines Apfels unter diesen Bedingungen vor sich gehen, besitzt die Atemluft in diesen Dimensionen nicht eine vierfach größere Dichte, von welcher Beschaffenheit müssen daher diese perspektivisch verinnerlichten Atemorgane sein, wenn es sie gäbe? Solche Fragen mußten vor allem in Hinblick auf die relative Gesundheit des Malers einer Antwort nähergebracht werden. Denn was dem Betrachter in kunstvoller Verkleinerung dennoch als lebensecht erscheint, ruft aufgrund von maltechnischen Verformungen die Leiden der Maler erst hervor. Sie befinden sich vom Augenblick des Entwurfs an bis zum letzten Pinselstrich der Ausführung in unmittelbarer Nähe des Gemalten, sie befinden sich mit Haut und Haar innerhalb der Verkleinerung, sie befinden sich in der verbogenen Welt des Mittelgrundes oder gar eines miniaturhaften Vordergrundes. Um dieser Differenz nun besser Herr werden zu können und die Größenverschiebungen in den Variationen der Perspektive, vor allem außerhalb des Bildes am eigenen Leib zu verspüren, bemühte sich vor allem die venezianische Schule um die Konstruktion überlebensgroßer Landschaften, die von den Schülern der Akademien für einige Tage kostengünstig bewohnt werden konnten.

Die Geigen in Martinellis »Gartensymphonie mit Hühnern« wurden in einer Länge von sieben Metern nachgebildet, die Hühner standen als furchterregende Federmaschinen in einer Graslandschaft, die wiederum von meterhohen papierenen Grashalmen überwuchert war. Der atmosphärische Druck wurde mit komplizierten Pumpen proportional zur Geigenröße verringert, sodaß Luft, Hühner und Geigen zum Interieur eines geschlossenen perspektivischen Systems geworden waren. Wer als Maler nun die Gelegenheit hatte, in der Martinelli-Landschaft unter Anleitung des Meisters verweilen zu können, durfte nun – mit einigen Unschärfen, aber immerhin – die anatomische Empfindung eines perspektivisch verdichteten Wesens nachempfinden, so als wäre der Perspektivkörper nun in der Gestalt des Malerkörpers aus der geometrischen Verkleinerung in die tatsächliche, aber nunmehr riesenhafte Wirklichkeit der Malerwelt von der Tiefe des Bildes her aufgestiegen.

Martinelli war nicht der einzige, der zum Schutz seiner Adepten derart sorgfältige Riesenlandschaften herstellen ließ, das Pumpensystem und die Federapparate bedeuteten allerdings einen gewaltigen Fortschritt in der anatomischen Landschaftstechnik der kränkelnden Bildmeister. All dieser Aufwand war notwendig geworden, weil es nicht gelingen wollte, angehende Maler auf die entsprechenden Gemäldegrößen zu verkleinern. Auch Martinellis Versuche, die er während seiner Arbeit an »Hannibals Überquerung der Alpen« zuerst mit Elefanten und dann auch mit einigen seiner Schüler angestellt hatte, waren gescheitert. Die venezianische Anatomie erweist sich bis heute als zu starrsinnig und ist für die diversen Größenmodulationen der Perspektivmalerei unzugänglich, nur wenigen, wie den Bellini-Brüdern, war es seinerzeit gelungen, im tiefsten Hintergrund ihrer Prozessionsmalerei in der richtigen Größe zu verschwinden und damit weiterer Verfolgung zu entgehen.

Martinellis Versuche beschränkten sich allerdings auch nur auf Methoden der pneumatischen Verdichtung, während er Carpaccios »perspektivische Piraterie« schon aus Gründen der Standesehre vermied und die Silberbromidexperimente Pesennios zurückwies, obwohl gerade dabei gewisse Erfolge absehbar geworden waren. Sehr eifrige Silberbromidmaler hatten ihre französische Kammer tatsächlich mit einigen Anzeichen chemischer Verkleinerung, einer Verengung der Gliedmaßen und einer Verdichtung des Kopfes verlassen, doch fehlte diesen Verformungen jene für die eigentliche Perspektivmalerei unabdingbare Symmetrie.

Martinelli schwor auf Pumpen und vertraute der Handwerkskunst seiner baskischen Zimmerleute. Dort, wo sonst die Kriegsschiffe der maritimen Majestäten vom Stapel liefen, wurden auch die Monumentallandschaften des Meisters aus Venedig angefertigt: Die gefiederten Apparate genauso wie das Mobiliar der Schreibkammer der Jungfrau oder die ausgestopften Katzen und Sittiche aus der »Klause des Hieronymus« in mehr als zehnfacher Vergrößerung. In solchen Utensilien wurden dann jene »lufttechnischen Erschrecknisse« versteckt, die bei vielen von Martinellis Schülern vorerst einen heftigen Schwindel, Leibschmerzen und erhöhten Augendruck hervorriefen, wobei sich aber die gewünschten Abmessungen eines Gemäldeleibes doch vielfach nicht einstellen wollten. Ohnehin verwirrt zwischen den überdimensionalen Katzenattrappen und Büchern oder Tintenfässern, die die Adepten mannshoch überragten, wurden auf Martinellis Geheiß die heftigsten Kontraktionen der Landschaft ausgeführt, leidenschaftliche Verdichtungsattaken entsprechend der Martinellischen Perspektivtheorie.

Im tagelangen Umherirren konnten die willigen Studenten jedoch außer Atemschocks und Perspektivanfällen keinen bleibenden Eindruck in ihr Malerleben mitnehmen. Der Meister wurde unterdessen nicht müde, mit Hilfe weiterer Gemäldeversuche seine Verkleinerungstechnik, die ja zum Schutz seines eigenen malerischen Nachwuchses angelegt war, weiterzuentwickeln. So wurden die Federapparate immer echter und trugen bald selbst Heiligenamen, manche Märtyrer wurden als drei oder vier Meter hohe Statuen mit lebhaftem pneumatischem Innenleben in die Landschaften eingefügt. Auch Zivilpersonen und vor allem Vertreter des Stadtadels durften in Martinellis Gemäldelandschaften überdimensional figurieren.

Es war dem Wahlvenezianer Martinelli also tatsächlich gelungen, unter Mitwirkung seiner baskischen Helfershelfer und der wenigen treugebliebenen Schüler Gemäldelandschaften und Monumentalhorizonte zu errichten, die in ihrer Wirkung die eigentliche Malerei bei weitem übertreffen konnten. Kaum war eine Familie auf ihrem Sonntagsausflug in die unvergleichliche Martinelli-Landschaft hineingeraten, wurde Begeisterung laut oder wenigstens eine manierierte Bewunderung, die selbst italienische Maße überstieg. Aber nur den wirklichen Malern war jene perspektivische Spannung auch bewußt, die jede der hergestellten Bildlandschaften zum Abenteuer machte, wenn auch als eine letztlich fruchtlose anatomische Versuchung und unter lufttechnischen Erschwernissen, an die man sich bald gewöhnt haben sollte. Martinelli selbst hielt sich in jeder freien Malereiminute in den Perspektivlandschaften auf, um beispielweise in der »Anna Selbdritt« eine einmalige, noch nie dagewesene, unvergleichliche Schwerkraft hervorzurufen, die selbst den leibhaftigen Perspektivfiguren hie und da zuviel hätte sein müssen. Denn es kam immer häufiger vor, daß die Heiligen höchstpersönlich in Martinellis Schöpfungen hinabstiegen. So soll Hieronymus einige Male leibhaftig in seinem Tintenfaß gebadet haben, während sich Cäcilia im Bauch einer Riesenbratsche sichtlich wohlfühlte. Auch Martinellis Favoritin, Anna Selbdritt, hat das Jerusalemer Windrad, eines der seltenen Kinderspielzeuge, die in der Malerei vorkommen, höchstselbst besichtigt, wie an dem frischen Körperabdruck auf Martinellis Spielwiesengemälde abzulesen ist. Mit dem Meister soll sie dort im Mittelgrund gesessen haben, um ihr Gesicht in den Spielzeugwind zu halten.

Bald waren die Landschaften derart bevölkert und die Besucher gegen die lufttechnischen Gefahren und Martinellis mechanische Hinterlist gänzlich abgehärtet, sodaß der Maler zwischen echten Heiligen und Heiligenattrappen, zwischen Touristen, Schülern und Federmaschinen kaum noch unterscheiden konnte. Umso gewagter erscheinen auch die thematischen Verschränkungen in der Spätphase jener Perspektivmalerei, die – hochgezüchtet in ihren Ansprüchen – der organischen Verzerrungen im Malerinneren Herr werden wollte. Übergroße Hühner bevölkern selbst die alpinen Schneelandschaften, sehr zum Schrecken der hannibalschen Horden, Hieronymus wird beim Zersägen einer Baßgeige dargestellt, wobei das Instrument – in perspektivischer Verzerrung – einer hölzernen Schwalbe ähnlicher ist als einem Streichinstrument.

Nur den Malern selbst war wenig geholfen, wenn sie sich auch zur Erfrischung in jenen Riesenlandschaften tummeln konnten. Ihr organisches Perspektivleiden besserte sich keineswegs, schon die einfachsten Horizontverschränkungen mußten weiterhin in höchster Atemnot coloriert werden. Milzverformung und Magenverkrümmung waren allen Anstrengungen Martinellis zum Trotz nach wie vor die selbstverständlichen Folgen der Malkunst, und das sollte bis heute so bleiben. Während rund um Venedig zahlreiche perspektivische Riesenlandschaften aus dem Boden schossen, verlor sich der Meister derselben immer tiefer in dem einen Kinderspielgemälde, das nach dem Heiligen Hieronymus und »Hannibals Feldzug mit der blutroten Silhouette des Alpenhauptkamms in karthagisch-ägyptischer Perspektive konterfeit« seine letzte Leidenschaft geblieben war. »Auf der Suche nach Anna«, notiert er in Malpausen am rechten unteren Bildrand. Oder: »Hände, so groß wie persische Wasserbetten«, aber auch, gedankenverloren: »Selbdrittlindes Spuren in der Wiese«. Noch in fortgeschrittener Lebenszeit soll sich Martinelli in selbstgemalten Wiesen gewälzt haben, bis er sich im Tintenfaß des heiligen Hieronymus dann selbst ertränkte: »Annablau im eiligen Tintensee«, war seine Abschiedsnotiz auf der hintersten Perspektivwand eines baskischen Spielzeugbildes.

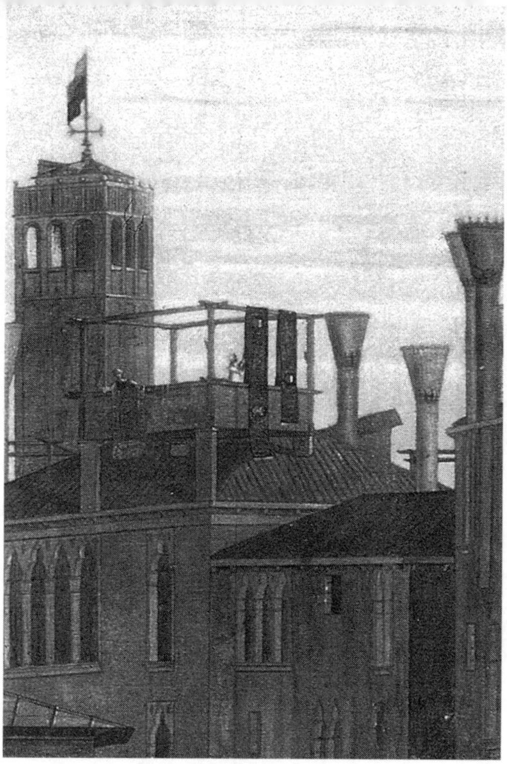

Arcangelo Pavese I

geboren 1515 am Fuße von Castelgandolfo
Schüler des Prospero Fontana und Correggios
von zahlreichen malenden Kindern gesegnet (Pavese II, III, IV, V etc.)
gestorben 1595 in Venedig (Pest)

Die Fensterarchitektur Venedigs war ein Unfall, die Bewässerung eine folgenschwere Reaktion darauf. In venezianischen Zimmern waren Fensteröffnungen die längste Zeit gar nicht geduldet. Aus Angst vor der Flut, aber auch dem überhellen Lichtschein der Karawankengewitter und auch aus Scheu vor den Gondeliereschreien (die Gondel-Ruderer waren ursprünglich nur Teigkneter, nichts weiter) wurden Räume nur dann bewohnt, wenn nichts Helles und kein Lebenslärm von außen nach innen dringen konnte. Das Kalkweiß der Wände mußte in der vollkommenen Raumfinsternis so stark wie möglich aufgetragen sein, je heller die Farbe, desto eher konnte der Zusammensturz des typischen venezianischen »Finsterzimmers« vermieden werden. Denn ausschließlich die Farb- und Perspektivkunst, kein Kerzenlicht und vor allem kein Februar-Lichtspiel (wie der heute so beliebte bengalische Landschaftsnebel) sollten im tiefen Dunkel die Grenzen des Raumes auseinanderhalten, nur durch exakte Geometrie dürfe die Konstruktion des Zimmers bewahrt werden, hieß es nicht nur in den Kreisen der südvenezianischen Wassermaler.

Arcangelo Pavese war einer von ihnen. Sehr früh hatte er sein Venedig, die Schotterstadt, hinter sich gelassen, um hoch im Norden, in Lunz oder in Pörtschach, den Anblick des Wassers zu studieren und sich die Vortäuschung von Lichtspiegelungen ohne Zuhilfenahme von Licht anzueignen. Das entsprach auch der vorsichtigen Neugier seiner eingemauerten Landsleute im Finstern und den Hoffnungen all derer, die sich nicht mehr vom Tiefschlaf des Raumes verschlingen lassen wollten. Vor allem Seeleute und die näheren Verwandten der Matrosenkinder waren darum besorgt, wenigstens den Neugeborenen die Scheu vor der »Außenbeleuchtung der Welt« zu nehmen und ihnen auch in der Finsternis das Wissen um den Zusammenhang des Lichtes und den chemischen Zusammenhalt der Dinge nicht vorzuenthalten. Erst allmählich aber wurden die Wassermaler vom Schlage eines Pavese ins Innere der venezianischen Architektur eingelassen. Ohne Kerzenschein und ohne fremde Hilfe, aber mit dem Eindruck des Lunzer Sees oder der Affritzer Wasserwelt in ihren Köpfen, tasteten sie sich – die Pinsel in Händen – im Stockfinsteren vorwärts, um vor allem die Kalkdecken mit Ultramarin perspektivisch auszuweiten und einen zarten Wasserglanz an die Wände zu zaubern. Das senkrechte Wasser wurde von blinden Zimmerbewohnern besonders geschätzt. Sie tasteten sich den malerischen Wellen entlang in ihre Betten und von den Betten zurück auf ihre nachtschwarzen Kartentische. Durch den kunstvoll colorierten Wasserglanz meinte man bisweilen auch einen Hauch von Südlicht an der Hautoberfläche zu verspüren, anstelle der Fensteröffnungen waren sardinische Salzwasserperspektiven sehr beliebt, und selbst von der Decke her leuchtete das Segelwetter des Wörthersees in die Finsternis hinein.

Manche Bewohner der venezianischen Finsternis meinten gar Wassergeräusche zu vernehmen, auch wenn das jeweilige Seegemälde mit all seinen Lichtspiegelungen bereits gut durchgetrocknet war. Blaß, mit beinahe durchsichtiger Haut, wanderten die Wassermaler von Palazzo zu Palazzo. Ein karthagischer Meerbusen da, eine sonnengerötete Ägäis dort, vor allem aber Binnengewässer mit hohem Sauerstoffgehalt waren die bevorzugten Motive. Deren alpine Seeluft erfrischte die vor sich hin schlummernden Admiralsbräute am nachhaltigsten, nur inmitten der Süßwasserwände wuchsen die dunkleren Haare, während in den Salzwasserräumen nur blonder Flaum gedieh.

Erst im frühen fünfzehnten Jahrhundert sind dann jene sizilianischen Hitzewellen und Schotterstürme nachzuweisen, die die Öffnung so mancher Räume unabdingbar machen sollten. Viele der frühesten Wandöffnungsversuche und Fenstergeometrien gehen auf diese Zeit zurück, so wie die schmalen Scharten in manchen Straßenfassaden des Dorsoduro, erste Zeugnisse eines Tageslichtexperimentes, das im überhitzten und leidenschaftlich vermauerten Venedig seinen Anfang genommen hatte.

Das kostbare Innenlicht wäre nach außen gekehrt und dadurch verschwendet und verdorben, hieß es vorerst in den Kreisen der Signoria – nicht ohne Entsetzen; die kostbaren Wasserspiegel der Kabinette wären an die Willkür des Sonnenlichtes verraten. Wo in der Schwärze die hellsten Seen rauschten, wäre das graustichige Dunstlicht irgendeines Wetters eingebrochen, die Lichtöffnungen schmerzten endlich als die Todeswunden der Gemäuer: So wollte man im damaligen Venedig seine Verachtung für alle Spielarten des Tageslichts nicht verhehlen.

Schließlich wurden auch die Malereien von Tag zu Tag dunkler, schwärzlich oder pistaziengrün, während die Architekten mit ihren Meißeln immer heftiger in das Durchlöchern der Wände vertieft waren. Nicht wenige Maler sollen dann im plötzlichen Tageslicht mit ihren langen Blindenpinseln zugrundegegangen sein, oder mußten ertrinken, als die Straßen der Serenissima bei der Hereinholung des echten Kanalwassers sämtlich überflutet wurden. Denn der Lichtverlust durch das Verwelken der Malerei in den Fensterzimmern konnte auf Anraten der Architekten einzig und allein durch Hereinholung originalen Wasserlichtes verringert werden.

Arcangelo Pavese gehörte bei dieser historischen Überflutung zu den wenigen Überlebenden der malenden Zunft. Er hatte in seinen südalpinen Studienjahren bei einem Wasserarchitekten das Senkrechtschwimmen erlernt und war auch sonst bei der Überwindung von Ultramarinplafonds mit bloßen Händen sehr gewandt, eine Kunst, die ihm beim Durchqueren jener ersten venezianischen Wildwasserkanäle sehr zugute kam. Und das in einer Zeit, da die Architekten, neben den commissionellen Flottentauchern, den Maurern und den Farbenheizern zu den Todfeinden der Maler zählten.

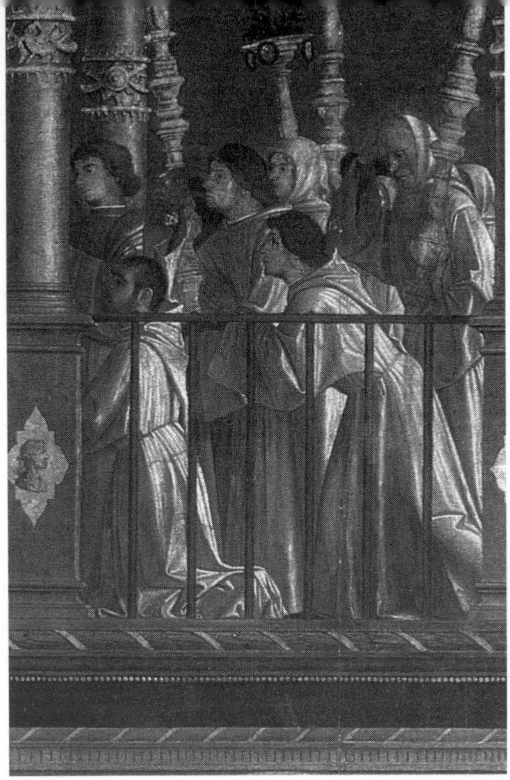

Luca di Barberini

eigentlich Jacopo di Barberini
geboren 1440 in Torcello
Schüler des Vivarini und da Messinas
Auftragsarbeiten in Gmunden (siehe Pesennio) und in Barberi
gestorben 1517 in Venedig

Die Signoria ging mit aller Strenge gegen sämtliche Praktiken der Leibesertüchtigung vor. Kaum war es zu den ersten Anzeichen von Sport gekommen, wurden eigene Reglements verfaßt, die die »Austilgung der Akzeleration« befördern sollten. Auch den Malern wurde es zur Pflicht gemacht, der Beschleunigung in den Gemälden Einhalt zu gebieten. Denn auch in der allseits beliebten Bildkunst hatten sich ungewohnte Geschwindigkeiten eingeschlichen, die bereits das Mißtrauen der Regierenden erregten. Vor allem den Augen sollte die Lust des Schnellen ausgetrieben werden und in der Einübung des Gesichtssinnes, in der Kolonisation, Aufzucht und Veredelung des Sichtbaren bestand die Profession der Gemälde-Artisten. Der Sport beginne mit einem Schwindel im Kopf, mit einer raschen Wendung des Schädels. Ein wenig zuviel Gravitation in den Ohren und eine sportliche Geschwindigkeitsinfektion sei nicht mehr auszuschließen, eine unscharfe Kontur zuviel und die Beschleunigung habe sich in den Köpfen der Betrachter, und zwar in einem gefährlich tiefen Inneren derselben eingenistet, wurde von der Signoria behauptet. Beschleunigung sei nicht nur ungesund und führe zu einer Deformation althergebrachter venezianischer Anatomie, sondern bedeute eine Verhöhnung aller Organ- und Kanaltheorien schlechthin: Beschleunigung, Geschwindigkeit und letztlich der Sport führe zu nichts weniger als zu einer Verunstaltung der Gliedmaßen und zur Auslöschung der Schädelumrisse. Die Übersäuerung des Blutes (des gefürchteten Essigblutes, welches toten Läufern gerne aus der Nase rinnt) und großflächige Hautablösungen seien als Begleiterscheinungen schon schlimm genug. In der Malerei mußte sich vor allem Luca di Barberini diese Warnungen zu Herzen nehmen, denn er selbst hatte mit der Einführung der Geschwindigkeit in die Bilderkunst begonnen, und zwar nicht nur in die Perspektive im allgemeinen, sondern auch in die Menschenanatomie im besonderen. Er war beeinflußt von den damals aufkommenden neuen Andachtsübungen, die als »nestorianische Lockerungen« lange Zeit verpönt und erst zur Beförderung des schwimmenden Betens gleichsam wiederbelebt worden waren. Weil viele Konventualen ihren Tag mit Schwimmen zubringen mußten und gerade das lautlose Treiben auf der Wasseroberfläche zur beliebtesten Fortbewegungsart bei Mönchen und Nonnen geworden war, erfreute sich besonders diese vorbyzantinische Praktik großer Beliebtheit. Die schwimmende Andacht, das »schwimmende Heiligenfleisch«, also die Unterwasserlitanei, gehörten zu den ersten Versuchen einer neuen Manier der religiösen Fortbewegung.

Meister Luca hatte diese Szenen noch sehr zurückhaltend in seinen Porträts der getauchten Nothelfer oder im »Ersten Schwimmgang der heiligmäßigen Prinzessin« festgehalten. Daß aber auch jenseits des Wassers ernsthafte Herausforderungen für heiligmäßige Körper erfunden worden waren, und zwar für die schwimmenden und die betenden, vor allem aber für die schwimmend-betenden sowie auch für die Nichtschwimmer unter den Betenden (zu denen die Mehrzahl der Venezianer immer schon zu zählen war), das erforderte eine malerische Beherrschung noch nie dagewesener Bewegungstheorien, auf die sich ein Bildmeister wie Luca di Barberini einzustellen hatte, ob er wollte oder nicht. Immer mehr mußten sich diese Porträtmalereien jenseits des Wassers jedoch mit dem Aufscheinen von Gymnastiksequenzen anfreunden. Das galt auch für die angeblich so unvermeidlichen Turnübungen der »trocknenden Heiligen«, wie sie auch unter den schwimmbegeisterten Klerikern beliebt geworden waren. Denn Schwimmen wäre für die lautere Andacht trotz der vorzüglichen Stille der Fortbewegung einfach zuwenig gewesen, hieß es unverhohlen. Und genau da waren die Bildmeister, allen voran der federführende Barberini, in die folgenschweren Anfänge von Geschwindigkeitsmalerei und Beschleunigungsillustration verstrickt.

In den Andachtsbildern sollten daraufhin sämtliche Konturen immer unschärfer werden, Gebetsbewegungen waren zwangsläufig »die versteckten Urformen einer neuen religiösen Mechanik außerhalb der mildernden Umstände jeglichen Wassers«, wurde allgemein in Malerkreisen behauptet. Von Gemälde zu Gemälde führte Luca weitere Bewegungsformen in seine Darstellung ein, bis hin zu seiner »Heiligen Therese im gestreckten Galopp«, der allerdings die Angst vor der eigenen Beweglichkeit ins Gesicht geschrieben stand. Ein panischer Geschwindigkeitsausdruck, der beeindruckender wirkte als die klassische Angst vor dem Teufel. Die Heilige Agnes wiederum überquerte im freien Fall die Leinwand, ohne ihr sprichwörtliches Lächeln zu verlieren und wirkte auch von ihren historischen Unterleibsqualen erlöster als sonst. Nur ihre Frisur, die kunstvollen agnesischen Gebetsknoten, hatte sich im scharfen Luftzug aufgelöst, was die Heilige – auch bei höchster Fallgeschwindigkeit – ganz offensichtlich bedauerte.

Auf großangelegten »Vater-Unser-Karussellen«, die Luca den Gebetsgepflogenheiten des Festlandes entlehnt hatte, wurden häufig die vierzehn Nothelfer zur Aufstellung gebracht, aber auch die zwölf Apostel. In Fiesole ist eine derartige venezianische Gebetsmühle noch erhalten, darauf versammeln sich heute noch ausgesuchte Gläubige, um mit der wachsenden Drehgeschwindigkeit der Apparatur auch die Gebetsstärke zu erhöhen. Im Gegensatz zur Serenissima waren ja die Traditionen des Sportes am Festland niemals unterbrochen worden, auch der Malsport mit seinen ausgeklügelten Bildbeschleunigungen steht dort ununterbrochen in voller Blüte. Luca di Barberini hatte gerade seine ersten Monumentalkarusselle in Arbeit, als eine Verfügung der Signoria weitere Geschwindigkeitsmalereien unmöglich machte, ja auf eine Rücknahme der Beschleunigung bis hinein in die Heiligenköpfe Wert gelegt wurde. Gerade in den gesegneten Schädeln habe sich, so die Signoria, der freie Fall geradezu eingenistet, in den Blicken flackere der Schwindel und nicht nur bei Barberinis Gemälden könne man sich des Eindrucks nicht erwehren, daß der Sport – gut versteckt in den Köpfen der Heiligen – in die Stadt geschmuggelt werden sollte, zum großen Bedauern vieler Konventualen, die in der Karussell-Technik eine wesentliche Bereicherung ihrer nestorianischen Schwimmliturgien entdeckt hatten. Denn diese großzügige Drehbewegung, von Luca durch seine Malerei wesentlich gefördert, machte Überlagerungen möglich, farbtechnische Überschattungen, eine Gleichzeitigkeit der Heiligen bis hin zu einer Art Geschwindigkeitsrausch, der – wie man sich erhoffte – den Betrachter erfassen müßte, wenn sich das Karussell erst in voller Fahrt befände. In den darauffolgenden, vorschriftsmäßig ausgeführten Standbildern des Malers sind zwar noch Reste der Beschleunigungsapparatur zu erahnen, der Sport ist aber ganz und gar ausgetrieben. Keine einzige unscharfe Kontur, kein Anzeichen von Kopfschwindel im Augenwinkel, windstill sitzen die Protagonisten in der Landschaft. Auch die seligen Schwimmer im »Siedewasser des Heiligen Blasius«, einer Verherrlichung der nestorianischen Schwimmkunst, treiben regungslos auf der Wasseroberfläche. Doch so sehr man auch malerisch an der Austreibung des Sportes arbeitete, die Beschleunigung griff in Teilen der Stadt immer noch um sich. Nicht einmal die geringste Spur von Fallbeschleunigung war aus Luca di Barberinis Bildern mehr abzulesen, Elia hing regungslos mit seinem Wagen in der Luft, und auch die Blicke der Jungfrauen lagen wie festgefroren in den Gesichtern. Dennoch griff die Beschleunigung epidemisch um sich – zum Entsetzen der Signoria und ihrer Civitalkommission, die sich mit der Ausgestaltung und Sicherung von Plätzen und Kanälen, aber auch der Schwimmordnung in denselben Kanälen befaßte.

So war die Fortbewegungsgeschwindigkeit des durchschnittlichen Venezianers um das Zehnfache gestiegen, in klaren Mondnächten konnten Schritt-Tempi oder Schwimmfrequenzen beobachtet werden, die gar das Fünfzehnfache der herkömmlichen Geschwindigkeit erreichten. Damit waren die Kanäle gefährlicher geworden und die Civitalkommission in ihrer Arbeit bald schwerstens überfordert, nicht wenige Spaziergänger brachen sich in einer Kollision mit anderen Spaziergängern die Knochen: Venedig war eine unsichere Stadt geworden, mit überschnellen Schwimmern und fanatischen »Kampfgehern« oder Spiralruderern, alle durch Verwachsungen und Verzerrungen gezeichnet, die für sportliche Menschen aufgrund der abartigen Muskelstruktur so typisch sind. Auch die Maler, mittlerweile Verlangsamungsartisten, anerkannte Meister nicht nur des langsamen sondern des verlangsamenden Strichs, mußten tatenlos zusehen, wie auch die Serenissima den Gebresten des Sportes zum Opfer fiel.

Zu spät hatte man erkannt, daß die Mitglieder des Klerus als geheime Agenten der Beschleunigung und der beschleunigten Muskelentwicklung diese Seuche vorsätzlich eingeschleppt hatten. Nicht der Malerzunft kann also, wie seinerzeit fälschlich angenommen, die Geschwindigkeitsvergiftung in der ausgehenden venezianischen Renaissance angelastet werden, sondern einzig und allein den Vater-Unser-Vereinen, und hier vor allem aber den nestorianisch Angehauchten unter ihnen.

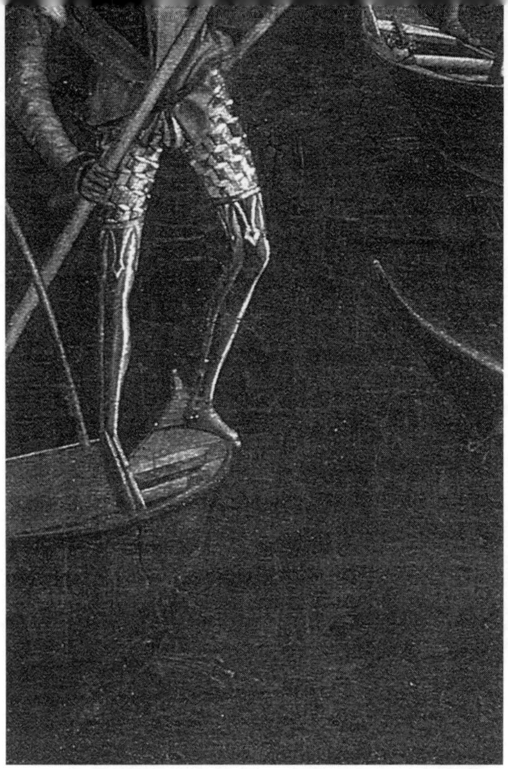

Stefanandri Lorenzo di Re

geboren 1510 in Modena
lebte vor allem in Bologna und Reggio Emilia
erst später in Venedig (für die Scuola degli Maritimi)
gestorben ebendort 1570

Die Akademie der Bild- und Körperkünstler beherbergt bekanntlich bis heute eines der ersten Aquarien des Abendlandes, ein Riesengefäß aus gegossener Glaskristallmasse, das auch gegenwärtig zahlreiche Meerestiere beherbergt und in dem die Jungstudenten ihre ersten Tauchmanöver absolvieren dürfen. Besonders der Kreis um Stefanandri Lorenzo di Re hatte sich dem Studium des »Innenlebens der lebendigen Wesen, denen nicht nur ein herkömmlicher Atem, sondern auch Seele zueigen ist« verschrieben und für die Entwicklung einer verfeinerten Organtechnik dieses venetische Kristallbassin errichten und mit Meerestieren alle Art bevölkern lassen. Damit eine Bewegung nach außen dringt und auch im Vorgang des Abbildens als solche zu erkennen ist, durfte die Zusammensetzung des Inneren für das Malen und vor allem die Hautkunst nicht außer acht gelassen werden. Das Öffnen von Körpern war im frühen Italien, und nicht nur dort, ausdrücklich untersagt, chirurgische Abenteurer müßten vom Abgrund des Inneren mit Haut und Haar veschlungen werden, war die damalige Annahme. Für den kühnen Stefanandri bestand aber dennoch kein Zweifel, daß Menschenkörper ausschließlich von Meerestieren bevölkert sind.

Deren »mögliche Regsamkeit« oder die »Grenzen ihres Schlafes«, aber auch die »Künste ihres Verdauens« und all die »Angriffs- und Verteidigungstechniken« in den Tiefen des Meers oder der Brust standen im

Zentrum der stefanandrischen Überlegungen. Tauchend und zeichnend, im Colorierbad des Bassins und auf dem »Unterwasser-Seziertisch« ging man den Geheimnissen der Wasserwesen nach, die ja als die Geheimnisse der inneren Menschengestalt schlechthin galten. Das Menschenskelett war gleichsam ein Korallengerüst, in dem sich die Meereslebewesen tummelten. Das Auf und Ab ihrer Bewegungen, ihr Morden und ihre Begattungsrituale, aber auch ihre unterschiedlichen Schlafgewohnheiten und die Auswirkungen ihrer vielfältigen Sekrete verursachten nach der damaligen Annahme erst die Bewegungen der Menschen, das Laufen genauso wie die Verdauung, das Denken nicht minder als den Herzschlag. Bei glücklicher Regung waren es vor allem Schwärme von Silberfischen, die man sich im Bereich der Schläfenkoralle gerne vorstellte, das Lachen werde hingegen von fliegenden Fischen hervorgerufen, die mitten im Augenweiß in ihrem Schuppenkleid zu erkennen waren.

Einige Krustentiere wurden für die Vorgänge der Verdauung verantwortlich gemacht: Seeigel brächten in ihrem Inneren nicht nur Pflanzliches zum Gären, in ihren Hohlräumen könnte auch Fleisch zu rascher Verwesung gebracht werden, all das in Verbindung mit heftigen Kontraktionen, die in manchen Höhlungen des Bauches ein deutliches Vakuum hervorriefen, eine chemisch äußerst intensive, beinahe explosive Luftleere, die die Unterleibshaut gerne in charakteristische Spannungen versetzte. In Zeiten der unmittelbaren Verdauung sollten Heilige, aber auch Infanten daher nicht dargestellt werden, da sich die Trübung des Korallenwassers nachteilig auf die Innenmuskulatur des gesamten Rumpfes auswirken konnte. Die Unterwasserzyklen, wie sie von Lorenzo di Res Schülern beobachtet wurden, sollten sich in entsprechenden Farbenzyklen exakt wiederholen, denn nur durch den Auftrag der innermeerisch korrespondierenden Farben konnten ja Turbulenzen, Strudel und Strömungen vermieden werden, die noch vor dem Austrocknen der Farben zu einer Zerstörung oder mindestens Verzerrung der Gemäldekörper hätten führen müssen – soweit gingen die maltechnischen Befürchtungen der »Lorenzianer«. Auch in manchen Darstellungen des malerischen Vorbilds Mantegna sollte sich diese Vorgangsweise bewahrheiten: Dieser, ein überzeugter Nichtschwimmer und mißtrauischer Beobachter der flüssigen Flächen, hatte die Wasserwarnungen der meerischen Schule in den Wind geschlagen und bei der büßenden Magdalena mit äußerster Trockenheit, ja offensichtlicher

Wasserverachtung, nicht nur den Frauenkörper behandelt. Bis heute ist die Figur in einem Zustand der beständigen Abschälung begriffen, noch Lorenzo Lotto wollte verwesende Seesterne im Hinterkopf der Magdalena entdeckt haben oder welke Quallen in den Augenwinkeln, der »mantegnesische Frauenbauch« wäre von angeschwemmten Krustenscherben gänzlich verdorben und büßte seine überzeugend weißschattierte Form – bis zur völligen Austrocknung – immer mehr ein, wußte Lorenzo di Re.

Auch bei anderen Malschulen hatte der große meerestechnische Aufwand der Di-Re-Schule Aufsehen erregt. Zwar hatte man sich auch dort den anatomischen Geheimnissen verschrieben und war dem Innenleben mit Höhlenmalerei oder mit chinesischen Sprengversuchen auf der Spur, hatte aber nirgendwo, so wie in der Gestalt der lorenzenischen Seegurken oder der Augenquallen, wirkliche und lebendig-analoge Geschöpfe ausfindig machen können, in sich stimmige, lebensfähige Lebewesen, nicht irgendwelches Phantasiegetier oder abstrakte geologische Mutmaßungen. Es waren immerhin Geschöpfe mit einem eigenen Namen, einer bestimmten Atmung und unverwechselbaren Schwimmgewohnheiten. Und während anderswo von Graphikeleven in den Landschaftsstrichen nach Tiefenmalerei geforscht wurde oder eigens heimisch gemachte Sprengkunst-Maler aus dem Untergrund der wirklichen Geologie Malereigeheimnisse heraussprengen wollten, gediehen die Tauchexperimente vortrefflich.

Viele Teile Venetiens wurden flachgesprengt, in zahlreiche vulkanische Aufwerfungen arbeitete man sich malerisch vor, stets auf der Suche nach den gültigen Innenmodellen der äußeren menschlichen Sichtbarkeit. Auch die spanische Variante der großangelegten Pferdeschlachtung auf der Suche nach dem »rechtmäßigen unterhäutigen Tier der Menschengestalt« waren erfolglos. Was die spanischen Meister unter Verwendung von Pferdemagenmodellen in den Fastenbäuchen so mancher Heiliger zustandebrachten, blieb nicht nur ein Anhauch von Deformation, sondern wuchs sich zu einer für die Maler selbst gefahrbringenden, weil anerkannt häßlichen Malerei aus.

Wer konnte eine Prinzessin mit einem Pferdemagen noch für schön befinden, wem konnten Prinzensöhne mit Pferdezungen noch gefallen? Nicht wenige der spanischen Abgebildeten waren schon vor der endgültigen Abtrocknung des Gemäldes an Darmverstimmung zugrunde gegangen, ein Fiasko für die Malerzunft, die auch mit noch so schweren und vitaminreichen Oberflächenlasuren den verinnerlichten Verfallsprozeß nicht aufhalten konnten. Dieses Scheitern der spanischen Pferdemaler und nicht weniger die vergebliche Suche der chinesisch begeisterten Erdanatomen unter den Venetianern war letztlich eine eindrucksvolle Bestätigung der Meeresanatomie-Theorie des Lorenzo di Re.

Umso überzeugender konnte er nun behaupten, daß das sagenhafte »unterhäutige Tier« des Menschen keinesfalls ein Magen oder ein schlangengleicher Darm oder eine bluttträge Lunge sein könne, wie bei den Pferden oder anderen bevorzugten Speisetieren (wie könnte denn auch der Innenkörper echter Menschen mit den herkömmlichen Speisetieren etwas gemein haben?), sondern ebenso, wenn nicht mehr, beseelt sein müsse; wie jene bunten Unterwassertiere, die mittlerweile zu den engsten Vertrauten seiner tauchenden Studentenschar geworden waren. Stumm aber gesprächig durch ihre Farben, geheimnisvoll in ihrer Anatomie, unverkennbar in ihren Süchten – dem Schlafwahn einerseits oder den nachtwandlerischen Vergnügungen andererseits –, wenn es darum ging, die Geheimnisse des meerischen Hungers zu stillen. Und auch das bunte Treiben im Korallenbecken verführte nicht wenige Malereiverliebte auf der Suche nach den unterhäutigen Tieren all dieser wohlfeil dargestellten und sehr lebensfähigen Gemäldemenschen zu einem Besuch bei di Re. Die unverweslichen Heiligenkörper mit ihrer überirdischen Hautbefeuchtung fanden besonderes Interesse. Das bunte Treiben der Fische, die bedächtige Kühle der Krustentiere, das in sich ruhende Farbenspiel der Skelett-Koralle, die geradezu symphonischen Kontraktionen verschiedenster Weichtiere; all das vermittelte den Eindruck einer untrüglichen und malerisch so gut wie vollkommenen menschlichen Innenwelt, die noch dazu im lebensfrohen Ineinander mit oder ohne die malenden Taucher kristallklar vor Augen stand.

Die Faszination der lorenzenischen Anatomie ging so weit, daß auch der Menschenschweiß als meerischer Salzfluß des Körpers interpretiert wurde und bei tieferen Hautverletzungen, vor allem bei Malern, nicht Blut sondern Salzwasser aus dem Körperinneren hervorquoll, wie ja auch selbst der Eiter sauer schmeckte und sich an den Wundrändern gerne Salzkrusten bildeten. Auf daß die Fische und Langusten den Leib nicht vorzeitig verließen, wurden verletzte Stellen vorsorglich mit Malerleinwand verbunden. »Schwimmen und Leben möge zweierlei sein, doch bleibt ja alles Sichtbare, insonders der Mensch, angefüllt mit dem erlesensten salzigen Wasser und all den schwimmenden Tieren, die darin ihr fröhliches Atem-, Verdauungs- und Lustwesen treiben – zur Unterhaltung und zum eigentlichen Überleben der Menschengestalt, nicht zuletzt aber auch, um selbst der Malerei eine lebendige Unterwassersprache angedeihen zu lassen«. So hat es der Maler und Wasseranatom Stefanandri Lorenzo di Re in seiner »Summa Aquaphiliae Mediterraneae« festgehalten. Damals ahnte er schon, daß tatsächliche medizinische Körperöffnungen bevorstehen konnten. Spanisch-katholische Familien hatten verschiedene ihrer avignoneser Mißbildungen (einer Nebenlinie) posthum für eine akademische Sektion und vor allem für »die Rettung der spanischen National-Malerei« zur Verfügung gestellt. Als man bei dieser anatomischen Veranstaltung in spanischen Körpern dann tatsächlich auf Gebilde stieß, die den bisher zur besseren Innenillustration vorgestellten Pferdemägen wenigstens ähnlich waren, distanzierte sich die Signoria – in dankbarer Erinnerung an den kürzlich verblichenen Lorenzo di Re – dennoch von diesen »sogenannten« spanischen Enthüllungen« und stellte unmißverständlich fest, daß derartige Pferde-Analogien bei hispanischen Leibern wohl durchaus möglich seien, bei der anerkannten venezianisch-meerischen Anatomie jedoch ausgeschlossen werden könnten. Die Gestalten der venetischen Heiligen im Gegensatz zu den spanischen Verwachsungen wollte man als hinlänglichen Beweis dafür verstanden wissen. Somit gilt bis heute das venezianische Aquarium als Abbild des heiligmäßig italienischen Innenkörpers und aller anderen Schwimmkörper schlechthin.

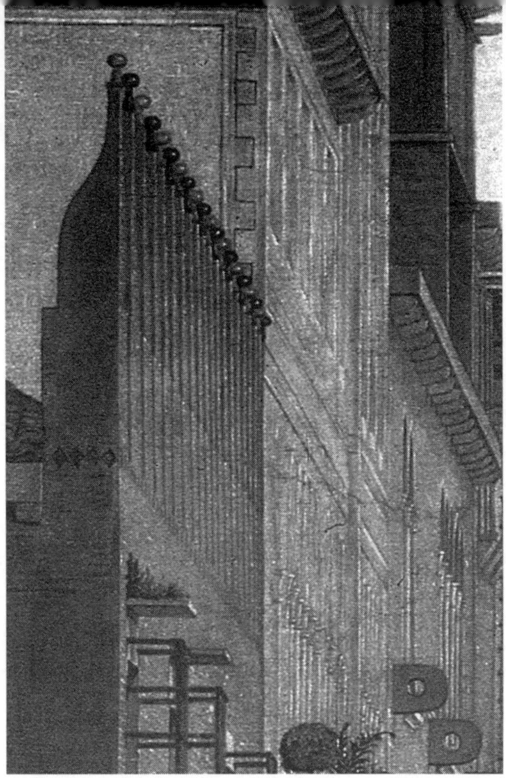

Ieronimo Casanza

eigentlich Stefanandri de Lyon
auch bekannt unter
»il Mezzosangue«
geboren um 1500 in Lyon
gestorben 1571 in Venedig

Es ist schon früh als schädlich erkannt worden, daß der Maler allzu lange Zeit in allzu großer Nähe vor seinem Bild verbringt, oder sich gar in demselben aufhält. Die Ausdünstung des Gesichtes, hieß es, habe schon immer einer schädliche Wirkung auf das Bild ausgeübt, und zwar keineswegs nur wegen der säuerlichen Augendämpfe oder der chemisch gefährlichen Wintertranspirationen. Vor allem das Optische im Gemälde konnte Schaden erleiden, wenn der Maler sich selbst und vor allem seine Gesichtsapparate dem entstehenden Bild in den Weg stellte. Und so ist es auch oft genug geschehen: Ieronimo Casanza zum Beispiel hatte seinen Kopf so lange in die farbfrische dritte Perspektive seiner »Flucht nach Ägypten« hineingehalten, bis dieselbe in sich zusammenbrach, das Malergesicht selbst sich grün verfärbte, und das Bild sehr blaß und unscharf zurückblieb, so wie es heute noch in der Perspektivenkammer der geographischen Commission (orientalische Abteilung) erhalten geblieben ist. Die Augenschärfe des entstehenden Gemäldes sei mindestens so krankheitsanfällig wie der Gesichtssinn eines Kleinkindes, war man spätestens nach Perspektivunfällen wie dem von Casanza überzeugt.

Auch einige andere seiner Bilder kamen nicht ohne optische Schäden davon, Unschärfen bis zur Unkenntlichkeit, Silberblicke, der ungewollte Silberbromideffekt, rachitische Perspektiven treten heute noch zutage und erzeugen unverkennbare Leiden bei der Betrachtung. Zu spät wollte sich Casanza nach seiner langen perspektivischen Rekonvaleszenz eines Besseren besinnen. Seine Malmaschinen sollten die größtmögliche Distanz des Malers zu seinem Bild garantieren. Während in der Kollegenschaft häufig Colorations-Boten angestellt waren, die auf Anordnung des Meisters dessen vorgeschriebene Distanz zum Bild in einer vorgeschriebenen Geschwindigkeit durchmaßen – meist im Laufschritt, nicht selten auch zu Pferd –, um entsprechend seinen Anweisungen bestimmte Pinselstriche in dem entstehenden Gemälde anzubringen. Es wurde also mit großer Behutsamkeit vorgegangen, um ein Eindringen des jeweiligen Malers in sein Bild unmöglich zu machen und damit jede optische Beschädigung (des Malers und des Bildes in gleichem Maße) zu vermeiden. Meist wurden die Kinder der Maler auf den Pinselweg geschickt. Sie erzeugten bei ihrem Näherkommen ans Bild durch ihr geringeres Gewicht auch die geringsten Erschütterungen der Perspektiven.

Casanza, dem keine seiner drei Frauen ein Kind geboren hatte, mußte sich technischer Hilfsmittel bedienen. Er begann eine Art Takelage zu entwickeln, ein gut gespanntes Geflecht von Schnüren und Seilen, die einerseits an die kritischen Perspektivpunkte des Gemäldes geknüpft und am anderen Ende fest um die Malerhände geschlungen waren. Dergestalt gefesselt konnte Casanza aus sicherer Entfernung farbgetränkte Pinsel zwischen sich und der Leinwand transportieren, um mit Farben und Konturen in das Entstehen der Perspektiven einzugreifen. Mit der zunehmenden Kenntnis der Perspektivgeheimnisse bei den Malern ging nämlich eine Verselbständigung des Perspektivischen bereits auf der noch unbehandelten Leinwand mit sich. Kaum war der Stoff entrollt und gespannt, begannen sich darauf schon Horizont- und Tiefenlinien abzuzeichnen, eine Landschaft oder ein hingestreckter Leib oder mehrere in der Landschaft hingestreckte Leiber konnten sich in Konturen von Weiß auf Weiß auf dem Textil abzeichnen ohne daß der Maler selbst noch mit der Herstellung seines ersehnten Bildersinnes hätte beginnen können. Umso flinker mußten die Boten zur Stelle sein, umso besser mußte das Flecht- und Knotenwerk in Casanzas Takelagen, als Anlage von »Malersehnen in der einzigmöglichen Distanz« geflochten sein. Das Eigenleben der Bilder entwickelte sich in manche perspektivische Richtungen hin so gut, die Optik gewann aus sich selbst heraus eine derartige Schärfe, daß der Blick des Bildes auf den Maler immer gefährlicher wurde, solange er nicht selbst mit seinen Händen und seinem Gesicht mitten in der Landschaft manipulierte, sondern sich der natürlichen (Kinder) oder technischen (Takelage) Hilfsmittel bediente.

Die Überlegenheit von Casanzas Verfahren wurde nun bald darin deutlich, daß er der Unzuverlässigkeit der kindlichen Gemüter nicht so sehr ausgeliefert war wie seine kinderreichen Kollegen. Ihnen widerfuhr es immer wieder, daß sich manche Sprößlinge mit dem väterlichen Pinsel in der Hand auf dem Weg zum Gemälde verirrten, gänzlich aus dem malerischen Gesichtsfeld gerieten oder gar verdursten mußten. Auch im Auftragen der Farben konnten sie unzuverlässig werden, weil doch Kühe oder Seesterne dem kindlichen Gemüt viel besser vertraut waren als brennende Heilige oder Galeeren in Seenot, so wie die Väter sie nach venezianischer Tradition gewollt hatten. Daher tauchen in den Gemälden immer wieder bunte Meerestiere auf, aber auch vordergrundbeherrschende Elefanten, die dem Kind auf dem kurzen Weg zu einer sanften Mariannen-Landschaft oder einem wilderen Jungfrauen-Gewitter plötzlich durch den Kopf geschossen waren. Auf die Distanz war es ja auch kaum möglich, die Kleinen von ihrem Vorhaben abzubringen, obwohl sie sich den berechtigten Zorn so mancher Gemälde rasch zugezogen hatten. Denn was waren die Ölbilder damals wohl anderes als gefährliche, unbeherrschte, von ihrem Maler kaum noch beherrschte menschenfressende Perspektivaugen, die einer Verstümmelung durch kindliche Elefantennotizen nicht mehr länger zusehen wollten? Einige Maler mußten nach jahrelangen Malversuchen aus der Distanz zu ihren eigenen Gemälden dann hilflos zusehen, wie ihre Töchter und Söhne, manchmal sogar Enkel, von einem solchen Perspektivauge (ihrem eigenen Gemälde) regelrecht verschlungen wurden und nie mehr in den väterlichen Malerschoß zurückkehrten.

Daraus erklärt sich wohl, daß Casanza trotz seiner allzu späten Selbstentfernung aus den Gemälden immer noch in der Lage war, seinen Aufträgen nachzukommen, einzig und allein dank der Takelage-Technik, während viele seiner Kollegen bald kinderlos zurückbleiben mußten, ohne sich den eigenen Gemälden auch nur nähern zu können, es sei denn, um durch die fahrlässige Korruption der Optik selbige zu blenden und dadurch letztlich zu vernichten, oder aber, bei entsprechender Schärfe des Bildes, selbst mit Haut und Haar vernichtet und verschlungen zu werden, bis die Bilder sich selbst zu Gesicht bekommen wollten. Casanzas Landschaften wollten nie jene überzeugende Schärfe gewinnen, die ihnen einen hervorragenden Platz unter den Gemälden der Zeit eingebracht hätte. Sein Werk wäre unbeachtet geblieben, abgesehen von der »Flucht nach Ägypten« – die aber rein wissenschaftliches Interesse erregt –, wenn nicht die anderen Bilder dieser Epoche, des »optischen Fiaskos zu Venedig« oder der »fleischfressenden Lagunenoptik«, dann schließlich doch an der Wildheit der eigenen Sichtbarkeit allesamt selbst zugrunde gegangen wären, teilweise perspektivisch verzehrt von sich selbst, teilweise aufgelöst in der sogenannten Verdauung des Blickes, der inneren Chemie, der gefährlichsten chemisch-optischen Verschwisterung, die sich – in der Abwesenheit des Malers – in Gemälden einzunisten vermag. Nur in Casanzas Ansichten war von Jahr zu Jahr eine Vermehrung der dargestellten Wesen vor sich gegangen, nur dort vermehrte sich das Sichtbare ungeheuerlich.

Während andere Bilder bald wie erblindete Spiegel an den Wänden hingen, steigerte sich in den Casanza-Landschaften die Anzahl der Anwesenden. Casanzas malerische Konkurrenz war tatsächlich an der fehlenden Technik zugrunde gegangen, sei es im Linsen-, sei es im Reflexionsspiegelbereich. Umso mehr konnten sich in derartigen Gemälden die Menschen vermehren. Jenseits der gefährlichen Optik und unbehelligt von Malergesichtern konnte man sorglos Zuflucht nehmen und sich fern all der zerstörerischen Perspektivenphysik eines geruhsamen Gemäldelebens erfreuen.

Silvio Canavese & Cesare Valetta

beide geboren zwischen 1509 und 1512
in Valetta di Canavese
Schüler des Dosso Dossi und der
Veronica della Veronica
beide gestorben 1567 in Venedig

»***Malen und Sprechen*** sind unvereinbare Gegensätze. Wer spricht, ist kein Maler und wird niemals ein Maler werden, denn Maler öffnen ihre Münder nicht einmal zum Essen, geschweige denn zum Sprechen. Wer aber malt, verweigert sich nicht nur dem Sprechen selbst, sondern auch den Stimmen, aber auch sonstigen Geräuschen, die ja unerträglich werden, nachdem die Farben bekanntlich so laut sind. Auch beim Zeichnen sollte nur geflüstert werden, in der Freskomalerei kann aber sogar lautes Atmen von großem Schaden sein.«

So überliefert Vasari eine der vielen »Geräuschregeln für Mitglieder der Akademie und fortgeschrittene Farbmaler«, die das Leben im Malerviertel der Stadt Venedig regeln halfen. Ein gegessener Singvogel sei einem singenden Singvogel bei weitem vorzuziehen, wird in der Ermahnung fortgesetzt, dasselbe gelte von Hunden, Katzen, insbesondere von den Koloratur-Amphibien, die sich seinerzeit in den Kanälen noch einer »großen Vermehrung hingegeben hatten« – zur besonderen Qual der Maler, die sich gänzlicher Stille verschreiben wollten. Die Wasserfauna der Lagune war damals noch unvorstellbar üppig: Salamanderschwärme in der Ufergegend waren keine Seltenheit, Jodelfische fanden aus den Gebirgsbächen im Norden ihren Weg bis ins venezianische Brackwasser und verstörten nächtens die Einwohnerschaft, hartblättrige Seegräser überwucherten so manches Gewässer und rauschten in den südöstlichen Adriaböen sehr vernehmlich. Geräusche jeder Art störten aber auch die Ruhe der Linien und zerrütteten das Mischungsverhältnis der Farben, war man in Malerkreisen gewiß. Wer den Namen »Blau« über einer rötlichen Tinktur flüsterte, konnte bald eine Trübung bemerken, ein Grün wurde schon beim leisesten Hundegebell nicht ungern ranzig, die Geräusche der erwähnten Singvögel richteten besonders in fleischfarbenen Lasuren großen Schaden an, die Besorgnis der Farbkünstler war also berechtigt.

Untereinander verständigte man sich, wie seinerzeit Giotto mit seinen Mongolinnen, durch eine Zeichensprache, die sich allerdings nicht aus der Taubstummengrammatik ableiten läßt. Es wurden nämlich alle Gliedmaßen zur Darstellung der Buchstaben und Zahlen herangezogen, sodaß für eine umfangreiche Malerkonversation auch ausreichender Raum zur Verfügung stehen mußte. Für eine Unterhaltung über die Rückenkrümmung des Heiligen Georg war die Piazzale San Giacomo am äußersten Rand des Malerquartiers gerade noch groß genug, nicht aber für eine Konversation über das Blau des Heiligen Martin und seine Widersprüche zu jener gallischen Himmelsschattierung, für die Tours ja berüchtigt war. Während Giotto äußerst platzsparend mit seinen Mongolinnen in Porciuncula konversieren konnte, gestalteten sich ausführliche Gespräche in dem nicht allzu weitläufigen venezianischen Malerviertel als schwierig, auch zeitraubend, weshalb viele Meister sehr bald dazu übergingen, ihre wichtigsten Botschaften und die entscheidenden Konversationspassagen in die Gemälde zu übersetzen.

Diverse Heilige, vor allem die 14 Nothelfer, waren bald mit Hilfe der spekulativen Anatomie sozusagen leibhaftig alphabetisiert worden. Ausgesuchten Diphthongen und Konsonantengruppen konnten sie bald schon lebhaften Ausdruck verleihen. Worüber sich Canavese und Valetta in ihrem berühmten Zwiegespräch »Über den schlafenden Mohren zu Füßen der Königin von Saba« an den Fondamente Nuove bei stillstem Seegang einen halben Tag lang austauschen mußten, bis alle Mißverständnisse über die mögliche Tiefe des Mohrenschlafes ausgeräumt waren, das konnte nun in zwei gegenübergestellten Gemälden mit viel größerer Präzision zum Ausdruck gebracht werden. Zwei Mohren einander gegenüber, jeweils in ein Martyrium verstrickt und von schlafenden Nothelfern umgeben. Jeder der Nothelfer vermochte nun durch seine buchstabengetreue Schlafstellung das Befinden des Mohren näher zu illustrieren, der seinerseits ein Märtyrium ja nur vortäuschte, um von dem tieferen Geheimnis seines Schlafes gezielt abzulenken. Derartige Gemäldekonversationen wurden unter den Malern der Epoche immer angeregter betrieben. Während die Kanäle und Akademien in ihrer Stille versanken und alles lärmende Getier bereits stark dezimiert war, belebten sich die Bilder zusehends mit pantomimischen Heiligenkombinationen und anatomischen Alphabeten.

Das leibhaftige Alphabet der Maler brachte auch neue farbliche Nuancen in die Entwicklung des venezianischen Stiles ein, auch der Strich wurde sicherer, die Konturen schärfer. Unsichere Farbvibrationen, wie sie bisher durch Vogellärm oder singende Fische hervorgerufen worden waren, wichen einer satten und beruhigten Tönung, das mikroskopische Zittern der Malerhände, schon durch ein Flüstern hervorgerufen, hatte aufgehört. Giorgiones Gemälde, er hatte durch sein lautes Flüstern immer wieder Unmut erzeugt, weisen genau jenen unruhigen Strich auf, diese gefährliche Nervenmalerei, die man zu dieser Zeit erstmals überwunden hatte. Auch das Publikum war mit dem neuen Stil zufrieden, man posierte gerne vor den frischen Malereien und bemühte sich um das Erlernen des Nothelferalphabetes. Es war eine beliebte Unterhaltung, zwischen zwei Konversationsbildern stehend der Malersprache zuzusehen und mit einer eigenen klugen Körperdrehung dem Gespräch vielleicht eine neue Wendung zu geben. Auch die Bilder selbst waren immer stärker aufeinander angewiesen, nicht umsonst war schon damals von »siamesischer Malerei« die Rede, denn ohne ihren alphabetischen Widerpart konnten so manche Bildfiguren von einer Muskelerschlaffung befallen werden, und zwar bis zur Unkenntlichkeit, so weit, daß ein einstmals blühender Nothelfer ohne seinen alphabetischen Gegenleib zu einem Schatten seiner selbst verkümmern konnte. Daraus läßt sich ersehen, weshalb die meisten venezianischen Gemälde, die heute noch zu besichtigen sind, so nichtssagend und schlaff an der Wand hängen. Es fehlt der Widerpart in der Konversation, das alphabetische Gegenüber. Außerdem ist es mittlerweile nicht mehr verboten, vor ihnen zu sprechen oder gar zu singen, weshalb die Farben verderben.